혹사병부터 코로나까지
그림과 사진으로 보는

감염병의
역사

흑사병부터 코로나까지
그림과 사진으로 보는

감염병의 역사

1판 1쇄 2023년 1월 31일

지은이 리처드 건더맨
옮긴이 조정연
감수자 김명주
펴낸이 하진석
펴낸곳 참돌
주　　소 서울시 마포구 독막로3길 51
전　　화 02-518-3919
팩　　스 0505-318-3919
이메일 book@charmdol.com
ISBN 979-11-88601-55-4 03510

* 이 책 내용의 전부나 일부를 이용하려면 반드시 저작권자와 참돌의 서면 동의를 받아야 합니다.
* 책값은 뒤표지에 있습니다.
* 잘못된 책은 구입하신 곳에서 바꾸어 드립니다.

흑사병부터 코로나까지
그림과 사진으로 보는

감염병의
역사

리처드 건더맨

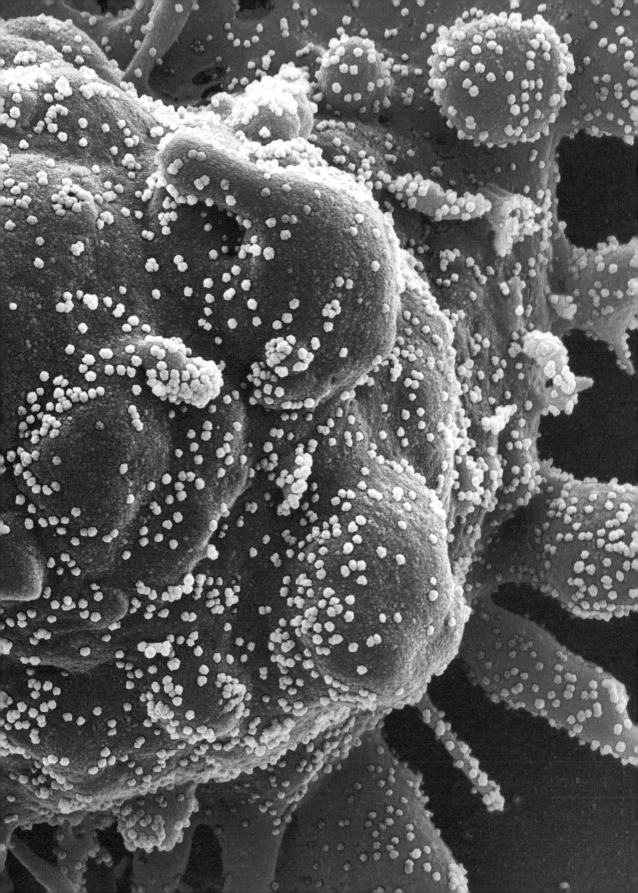

차례

감염병에 의한 사망 보고는 지나치게 과장되었다

인류의 승리

인류가 수많은 사망자를 낳은 감염병으로부터 생명을 지키는 데 큰 발전을 이루었다는 점에는 의심의 여지가 없다. 천연두는 과거 영아 사망의 주요 원인이었다. 미국 건국 당시 전체 사망 원인의 10%를 차지하며 맹위를 떨쳤지만, 이제는 더 이상 사람 간에 전파되지 않는다. 감염병과의 전쟁에서 인류가 이룬 최대 혁신인 예방 접종 덕분에 보건 당국은 지구상에서 천연두를 박멸했고, 이제 천연두 바이러스는 실험실에서나 존재하게 되었다.

19세기 콜레라가 전 세계 주요 도시를 강타했을 때, 상수도 및 위생설비를 개선하고 광범위한 격리 조치를 시행할 필요성이 대두되었다. 현재도 콜레라가 박멸된 것은 아니지만, 적어도 부유한 국가에서는 콜레라 발생이 급격히 감소했다. 존 스노John Snow의 감염병 연구와 로버트 코흐Robert Koch의 미생물 연구로 콜레라 원인균과 전파 방식이 밝혀지며 효과적인 질병 제어가 가능해졌기 때문이다.

한 가지 질병에 조치를 취하면 종종 다른 질병에 더 쉽게 대처할 수 있게 되는 경우도 있다. 예를 들어 콜레라 발병을 막기 위해 상수도 및 위생 시스템을 개선하자 장티푸스 발병이 감소했다. 슈퍼 전파자로 악명을 떨친 '장티푸스 메리Typhoid Mary' 같은 무증상 감염자 문제도 다량의 항생제를 사용하고 원인 미생물이 주로 서식하는 담낭을 제거함으로써 해결할 수 있었다.

간헐적 발열을 일으키는 말라리아의 경우 늪지대에서 발생하는 유해한 공기가 원인으로 지목되곤 했다. 하지만 1892년 이후 로널드 로스Ronald Ross가 말라리아에 대해 연구하기 시작했고, 1893년 모기가 말라리아 전염 매개체임을 발견하였다. 이후 1902년 노벨 생리의학상을 수상하면서 말

원인별 전 세계 사망자 수

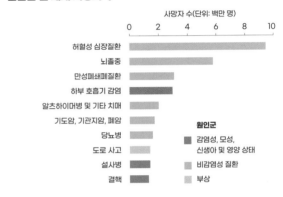

감염병으로 인한 전 세계 사망률

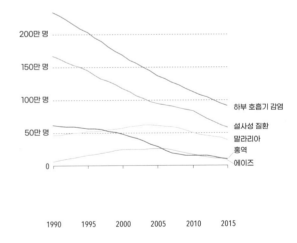

라리아 퇴치 전략이 명확해졌다. 바로 모기가 번식하는 물구덩이를 없애는 것이었다. 살충제 개발도 말라리아 퇴치에 크게 기여했다. 오늘날 많은 부유한 국가에서는 말라리아가 발생하지 않는다.

황열병도 모기를 통해 전파된다. 월터 리드Walter Reed는 지원

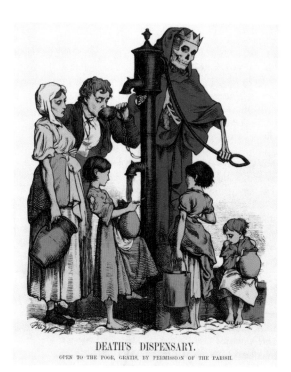

DEATH'S DISPENSARY.
OPEN TO THE POOR, GRATIS, BY PERMISSION OF THE PARISH.

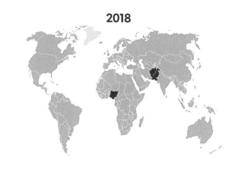

인 신체 마비가 발생했다. 프랭클린 루스벨트Franklin Roosevelt 미국 대통령도 소아마비 환자였는데, 이로 인해 이 질병에 관심이 더 집중되었다. 이후 미국 소아마비 구제 모금 운동인 '다임스의 행진March of Dimes' 후원하에 조너스 소크Jonas Salk가 불활성화 백신을 개발하고 알프레드 세이빈Alfred Sabin이 약독화 생백신을 개발하면서 소아마비는 부유한 국가에서 거의 사라졌다.

결핵은 수백 년 동안 서구 사회의 주요 사망 원인이었다. 도시에서는 결핵이 전체 사망률의 4분의 1을 차지했다. 그러던 중 로버트 코흐가 결핵균을 분리하는 데 성공하여 1905년 노벨상을 수상했다. 감염된 우유 등의 감염 경로를 제거하고 식단 및 주거 상태를 전반적으로 개선하면서 감염률이 크게 감소했다. 이후 효과적인 약물도 개발되어 오늘날 결핵은 대다수 부유한 국가에서 거의 자취를 감추었다.

자들을 모기에 노출한 그룹과 그렇지 않은 그룹으로 나눠 실험한 결과 모기에 물린 지원자들만 황열병에 걸렸음을 발견했다. 말라리아와 황열병 모두 모기가 공통 매개체이다 보니, 이 두 질병의 발병률을 감소시키기 위한 노력이 시너지를 발휘한 것이다. 막스 타일러Max Theiler는 최초로 약독화 바이러스 백신을 개발한 공로로 1951년 노벨상을 수상했다.

소아마비는 한때 온대 지방 국가에서 유행하며 큰 공포를 일으켰다. 많은 사람이 사망했고, 살아남는다고 해도 영구적

위, 왼쪽부터: 두 가지 감염병: 오염된 물과 콜레라의 위험성을 보여주는 삽화 (1886), 1910년대 샌프란시스코의 천연두 격리 조치 안내 포스터

CDC 글로벌 헬스 - 소아마비 - 우리의 성과

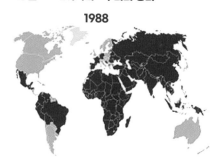

1988   2018

■ 소아마비를 박멸하지 못한 국가
■ 소아마비 박멸 국가

아직 끝나지 않은 전쟁

수많은 감염병을 성공적으로 통제했지만, 감염병은 결코 박멸되지 않았다. 전 세계 가난한 나라의 많은 사람이 여전히 설사병과 말라리아 같은 감염병으로 목숨을 잃고 있다. 또한 수 세기 동안 인간을 괴롭힌 질병인 홍역, 백일해, 파상풍으로 아직도 많은 사람이 사망하고 있다. 폐렴 등의 질병은 특히 어린이들에게 치명적이다.

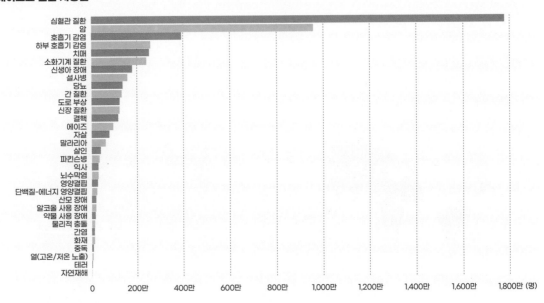

새로운 질병도 발생했다. HIV/에이즈는 1980년대 처음으로 확인된 이래 매년 수백만 명이 사망하며, 전 세계에서 두 번째로 많은 사망자가 발생한 감염병이다. 감염 사실을 모른 채 수년간 무증상으로 지내며 다른 사람을 감염시키는 것이 가장 큰 문제로, 적절한 치료를 받지 못하면 평균적으로 약 10년 후 사망한다.

전 세계 가장 많은 사망자가 발생한 감염병은 폐렴 및 기관지염 등 하부 호흡기 감염질환이다. 경미한 듯 보이지만 이런 질병의 원인에는 연쇄상구균 및 포도상구균 같은 대규모 병원체, 크립토스포리듐Cryptosporidium 같은 기생충이 있다. 또 A형/B형 독감 바이러스, 아데노바이러스, 파라인플루엔자 바이러스 및 호흡기 세포 융합 바이러스 같은 다양한 바이러스성 병원체가 존재한다.

이 중 특히 문제가 되는 것은 다양한 변이가 발생하는 독감 바이러스와 같은 폐렴 유발 바이러스다. 따라서 특정 독감이 전 세계에 퍼져도 다음 해에 발생하는 독감에 대해서는 면역력이 형성되지 않는다. 그래서 사람들은 매년 가장 발생 가능성이 큰 독감 종의 예방 접종을 한다. 독감 바이러스는 광범위하고 정기적으로 발생하는 계절성 발병 양상을 보이며 겉보기에는 단순해 보이지만, 인류는 여전히 이 바이러스를 정복하지 못하고 있다.

에이즈로 인한 사망률

심혈관 질환	
암	
호흡기 감염	
하부 호흡기 감염	
치매	
소화기계 질환	
신생아 장애	
설사병	
당뇨	
간 질환	
도로 부상	
신장 질환	
결핵	
에이즈	
자살	
말라리아	
살인	
파킨슨병	
익사	
뇌수막염	
영양결핍	
단백질-에너지 영양결핍	
산모 장애	
알코올 사용 장애	
약물 사용 장애	
물리적 충돌	
간염	
화재	
중독	
열(고온/저온 노출)	
테러	
자연재해	

0   200만   400만   600만   800만   1,000만   1,200만   1,400만   1,600만   1,800만 (명)

인구 밀도

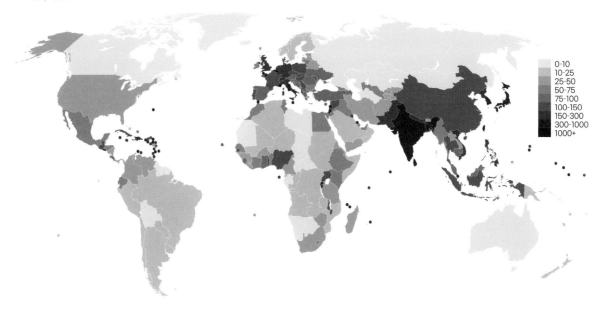

	0-10
	10-25
	25-50
	50-75
	75-100
	100-150
	150-300
	300-1000
	1000+

새로운 과제

최근 수십 년 동안 사스 코로나바이러스SARS-CoV, 메르스 코로나바이러스MERS-CoV 및 2020년 세계적으로 확산이 이어지고 있는 코로나바이러스감염증-19COVID-19의 병원체 사스 코로나바이러스-2SARS-CoV-2 같은 새로운 유형의 바이러스 병원체가 등장했다. 이러한 바이러스는 다른 종을 감염시키는 바이러스와 성질이 매우 유사하다. 예를 들어 사스 코로나바이러스-2는 박쥐 매개 바이러스와 매우 유사하다.

종 간 감염의 원인은 여러 가지로 추정된다. 인간이 야생동물 서식지를 침범하며 야생동물의 서식지가 줄어들었기 때문이기도 하고, 사람들이 인구가 밀집된 도시로 이동하면서 질병의 전파 속도가 빨라졌기 때문이기도 하다. 해외여행이 보편화되어 바이러스성 호흡기 감염 같은 질병의 세계적 확산 속도가 빨라진 것도 원인이다.

인간은 식이요법, 식수, 위생 상태를 개선하고 예방 접종을 시행하는 등 주로 예방 조치를 통해 몇몇 감염병과의 싸움에서 큰 성공을 거두었다. 하지만 동시에 인간의 생활 방식은 감염병 확산을 부추기는 방향으로 변화했다. 인구 밀도가 높아지고, 감염된 사람의 이동 속도가 빨라졌으며, 활동

반경도 넓어졌다. 병원체와 숙주 사이의 균형은 계속 바뀌고 있는 것이다.

옆 페이지: HIV 바이러스의 현미경 사진

위: 국가별 인구 밀도(명/㎢, 2006)

아래: 코로나바이러스를 표현한 이미지. 새로운 코로나바이러스인 사스 코로나바이러스-2는 2019년 말에 등장했다.

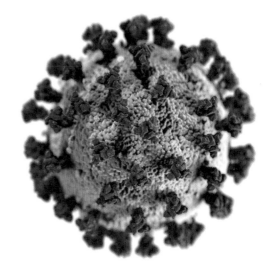

감염병

인간을 감염시키는 유기체는 역사가 기록되기 전부터 존재했다. 선사시대의 유골에서도 척추결핵 등 감염병의 흔적이 관찰된다. 역사가 기록된 이후에는 수많은 감염병으로 개인, 도시, 문명 전체가 파괴된 기록이 가득하다. 현재도 폐렴 등의 감염병으로 매년 최소 1,000만 명이 사망하는 것으로 추산된다.

감염원

감염원은 광범위하게 분류되며, 주요 하위 범주에는 바이러스, 박테리아, 균류, 기생충, 절지동물이 있다. 그 가운데 바이러스는 가장 주목할 만한 감염원이다. 감염 대상 없이 단독으로 살 수 없기 때문이다. 바이러스는 유전물질인 DNA 또는 RNA로 구성되고, 단백질 껍질로 둘러싸여 있다. 그 크기는 너무 작아 광학현미경으로도 관찰이 불가능하다. 바이러스성 질병에는 감기, 독감, 사스(SARS, 중증급성호흡기증후군) 등이 있다.

박테리아는 단세포 유기체다. 일부 박테리아는 질병을 유발하지만, 사실 박테리아는 동물이 생존하는 데 필수적이다. 예를 들어 인간 내장에 서식하는 수천 종의 박테리아 가운데 일부는 비타민 B_{12}를 생성한다. 장과 피부에 살고 있는 '착한' 박테리아는 질병을 유발하는 박테리아를 막아준다. 이러한 박테리아는 크기가 커서 현미경으로 관찰된다. 이와 다르게 식중독, 결핵, 매독 등의 질병을 유발하는 박테리아도 있다.

박테리아는 원핵생물로 세포핵이 없지만, 균류는 진핵생물로 세포에 핵과 막으로 결합된 세포소기관이 존재한다. 효모, 곰팡이, 버섯 등이 여기에 속한다. 일부 균류는 칸디다증, 콕시디오이데스진균증 또는 히스토플라스마증 같은 질병을 일으키지만, 항생제나 빵, 맥주, 와인을 만드는 데 유용

하게 사용되는 균류도 있다.

기생충은 모양과 크기가 다양하다. 말라리아를 유발하는 기생충은 단일세포로 이루어진 반면, 회충과 촌충은 맨눈으로도 볼 수 있을 만큼 크다. 기생충은 숙주 몸속에 살며 숙주 없이는 생존할 수 없다. 영양소를 훔치는 것부터 사망을 초래하기까지 다양한 방법으로 숙주에게 해를 끼친다.

절지동물은 외골격, 분절된 몸통, 관절로 된 한 쌍의 팔다리를 가진 작은 유기체다. 우리가 잘 알고 있는 곤충과 거미가 이에 해당한다. 진드기, 벼룩 등 절지동물은 질병을 옮기는데, 이러한 동물이 침투하는 것을 체내 감염infestation이라고 한다. 이와 같은 체내 감염은 가래톳흑사병Bubonic plague 등의 질병을 유발할 수 있다.

옆 페이지, 왼쪽 위부터: 땀샘관을 감염시키는 선천성 매독/촌충/HIV 감염자를 감염시키는 기회감염성 진균 칸디다알비칸스Candida albicans

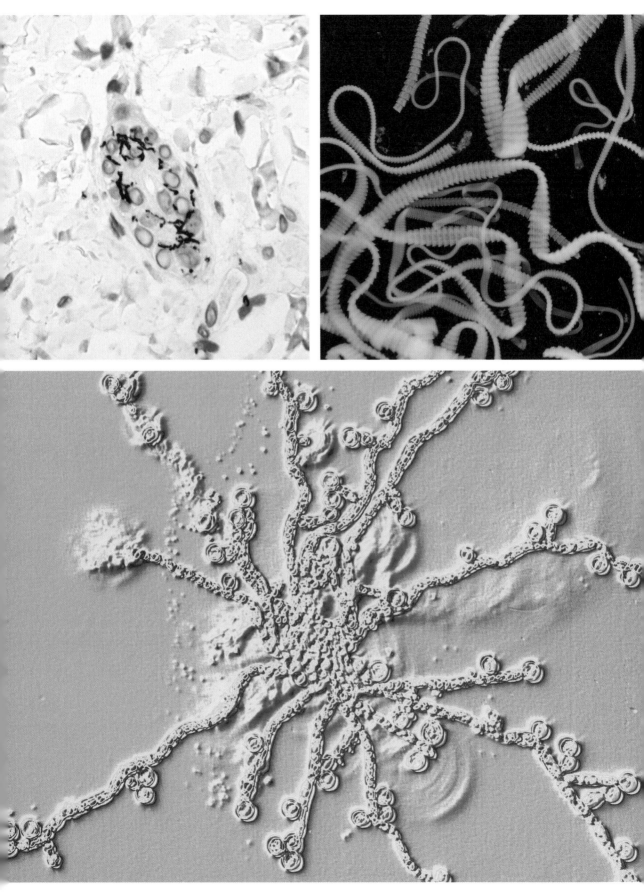

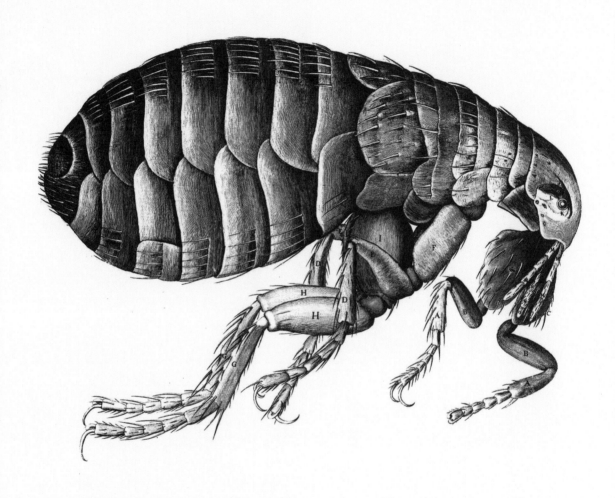

위: 로버트 훅(Robert Hooke)의 《마이크로그라피아》에
실린 유명한 벼룩 그림

> 감염원은 한 사람에서
> 다른 사람으로 쉽게
> 전염될 때 감염성을 지닌다.

질병

감염원은 한 사람에서 다른 사람으로 쉽게 전염될 때 감염성을 지닌다. 비말이나 성 접촉으로 직접 전염되거나 오염된 음식과 식수, 동물과의 접촉, 곤충 물림 등으로 간접 전염되기도 한다.

의사들은 이분척추 같은 선천성 질환, 류마티스 관절염 및 외상성 손상과 같은 염증질환, 당뇨, 양성이나 악성 종양 같은 대사질환, 심장병과 뇌졸중 같은 혈관질환 등의 질병과 감염을 구분한다. 그러나 이러한 질병 가운데 일부는 감염 때문에 발생한다. 예를 들어 사람유두종바이러스는 자궁경부암을 유발한다.

감염은 다양한 기관에 발생한다. 호흡기관은 감기와 독감 등 감염병의 가장 일반적인 침입 경로이자 감염 부위다. 소화기관 및 비뇨기관도 감염 부위로, 식중독이나 단순 요로감염증이 발생한다. 심지어 뇌, 심장, 뼈와 같은 모든 인체 기관에도 감염병이 발생한다.

감염원에 노출되었다고 반드시 질병에 걸리는 것은 아니다. 가령 피부 속 박테리아는 관절 등 다른 신체 구획body compartment에 노출되지 않으면 무해하다. 다른 감염원보다 더 악성(질병을 유발할 가능성이 더 큰)인 감염원도 있다. 감염에 대한 숙주 저항성도 질병 발생 여부에 중요한 요인이다. 같은 병원체에 노출되더라도 건강한 사람은 아무 문제가 없을 수 있으나, 면역 체계가 손상된 환자는 질병에 걸릴 수 있다.

진단

의사는 다양한 방법으로 감염병을 진단한다. 가장 보편적인 방법은 병력 청취 및 신체검사다. 환자에게 열, 기침, 구토, 설사 또는 발진과 같은 전형적인 감염 증상이 나타나는지 확인한다. 환자가 감염원에 노출되었는지 파악하는 것도 중요하다. 비슷한 증상을 보이는 사람 주변에 있었는지, 오염된 음식이나 식수와 같은 특정 요인이 작용했는지 등을 파악한다.

감염병 진단에 가장 중요한 역할을 한 것은 현미경의 발명이다. 혈액, 가래, 소변 등의 인체유래물을 염색하여 광학현미경으로 박테리아와 균류 등 유기체를 확인할 수 있게 되었다. 이보다 정교한 전자현미경은 바이러스 같은 작은 감염원도 확인할 수 있다.

다른 중요한 진단 기술은 세포배양이다. 증식 배지가 있는 페트리 접시에서 박테리아와 균류를 배양할 수 있다. 배양 접시에서 관찰되는 세균집락은 특징적인 모습을 보인다. 다양한 항생제를 박테리아 등 감염원에 적용해서 항생제에 취약한 박테리아를 확인할 수 있다. 바이러스 등 일부 감염원은 달걀처럼 살아 있는 유기체에서만 배양할 수 있다.

더 정교한 검사법으로 특정 감염원과 관련된 분자를 찾을 수도 있다. 감염병에 걸린 숙주에 항체가 생성되면, 그러한 항체의 존재 여부로 감염 여부를 판단한다. 패혈성 인두염Strep throat 검사가 그 예다. 특정 효소의 유무로 바이러스를 식별할 수도 있다. 중합효소사슬반응Polymerase Chain Reaction, PCR에 기초한 최근 검사법으로 감염원과 관련된 특정 염기서열을 찾는다.

감염성 미생물의 인생

당신이 감염성 미생물이라고 가정해보자. 당신은 크기가 매우 작다. 인간의 세포 중 가장 큰 세포인 난자는 가임기 여성 난소에서 약 28일에 한 번 배출되며, 지름이 약 0.1mm다. 이 경우 1mm에 당신 10명이 한 줄로 설 수 있다. 박테리아의 지름은 100분의 1인 0.001mm 정도로, 1mm에 당신 1,000명이 한 줄로 설 수 있다. 바이러스의 지름은 약 0.0001mm로, 1mm에 당신 10,000명이 한 줄로 설 수 있다.

당신은 믿을 수 없을 정도로 엄청나게 많다. 지구상 박테리아 수는 5×10^{30}여 개로 추정된다. 이는 우주의 별 개수보다 많은 숫자다. 바이러스 수는 이보다 더 많은 10^{31}으로 추정된다. 이에 비해 성인의 체내 세포 개수는 50조(50×10^{12})개로 추정된다.

당신은 또한 어디에나 존재한다. 박테리아는 지구의 가장 깊은 바닷속에서 대기 약 64km 상공까지 모든 곳에서 발견된다. 척박한 환경에서 자라는 박테리아인 극한환경 미생물 extremophiles은 온도 섭씨 121도의 열수구나 영하 25도의 남극 빙하 속, 심지어 압력과 산도가 매우 높은 장소에서도 발견된다. 바이러스는 박테리아뿐만 아니라 동식물 등 모든 생명체를 감염시킨다.

당신은 또한 매우 정교하고 아름답다. 대부분 바이러스는 여러 요소가 대칭을 이룬 정20면체 구조다. 면faces은 3중 대칭이고 꼭짓점vertices은 5중 회전 대칭이다. 한 가지 부족한 것은 색상이다. 너무 작아서 가시광선으로는 볼 수 없다. 어떤 바이러스는 감염시킨 유기체에 치명적인 손상을 입히기 때문에 이러한 정교함과 아름다움이 낯설게 느껴진다.

또한 당신은 엄청 바쁘다. 다른 모든 생물체와 마찬가지로 생존과 번식을 하기 때문이다. 이를 위해 당신은 여섯 가지 단계로 연결된 활동을 순서대로 수행해야 한다. 각 단계는 모든 단계가 유지되는 데 필수적이다. 이 여섯 단계는 수많은 의사와 과학자가 감염병에 맞서 예방하고 해결하려는 바로 그 여섯 단계이기도 하다.

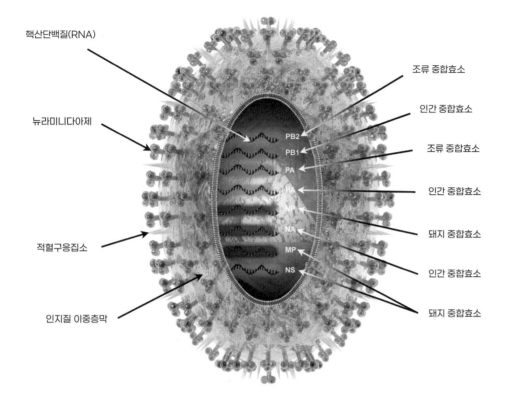

핵산단백질(RNA)

뉴라미니다아제

적혈구응집소

인지질 이중층막

조류 중합효소

인간 중합효소

조류 중합효소

인간 중합효소

돼지 중합효소

인간 중합효소

돼지 중합효소

PB2
PB1
PA
HA
NP
NA
MP
NS

도전

첫 번째 단계는 숙주에 들어가는 것이다. 감염성 유기체의 가장 일반적인 침입 경로는 호흡기관, 특히 코와 목이다. 위장 기관과 요로도 보편적 침입 경로다. 많은 감염성 미생물은 표면에 부착소adhesin가 있어 숙주 세포에 달라붙을 수 있다. 그러나 감염균이 처음 달라붙은 세포에서 항상 질병이 발생하는 것은 아니다.

두 번째 임무는 기생 부위niche에 자리를 잡는 것이다. 대부분의 병원체에는 효소 등의 인베이신invasin이 있어서 숙주 조직과 숙주 세포에 침입할 수 있다. 여기서 숙주에 들어가는 것이 매우 중요하다. 병원체가 세포 외부에 있으면 세포의 영양소를 흡수할 수 없기 때문이다. 설사병 원인인 살모넬라균이나 시겔라균은 장세포로 들어간다.

세 번째 임무는 숙주의 방어 시스템을 피하는 것이다. 이는 병원체가 세포에 들어가는 또 다른 이유다. 일단 세포에 들어가면 혈액 속 항체 같은 숙주 방어를 피할 수 있다. 그러나 세포 외부에 있어도 숙주 방어를 피할 수는 있다. 일부 감

옆 페이지: 박테리아(붉은색)를 공격하는 바이러스(갈색)
위: 계절성 독감과 관련된 독감 바이러스 H3N2
아래: 박테리아에 바이러스가 결합하는 모습

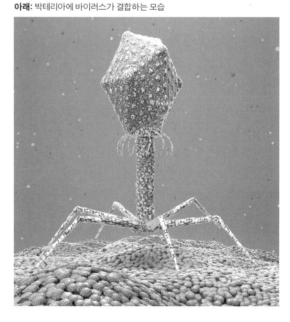

염성 미생물은 캡슐을 만들어 백혈구가 외부에서 침입한 박테리아를 잡아먹는 식균작용phagocytosis을 피한다.

네 번째 임무는 번식하는 것이다. 미생물의 상당히 흥미로운 번식 전략 가운데 하나는 철iron을 활용한다는 점이다. 철은 병원체와 숙주의 에너지 대사에 중요한 물질이다. 일부 박테리아와 균류는 숙주 세포보다 철을 더 많이 결합하는 사이드로포어Siderophores라는 분자를 분비하여 숙주의 철 운반 물질에서 철을 빼앗아 온다. 철을 '강탈'하여 생존과 번식에 필요한 영양분으로 사용하는 것이다.

다섯 번째 임무는 독소를 만드는 것이다. 독성이 없거나 숙주에 해롭지 않다면 병원체가 아니기 때문이다. 콜레라균 등 일부 병원체는 숙주 세포만 손상시키는 외독소를 분비한다. 콜레라균의 외독소는 심한 설사를 유발한다. 이와 반대로 내독소는 감염성 미생물의 표면에 존재한다. 박테리아가 용해되면 박테리아 내독소가 활성화되어 외부로 나오고 중증 면역반응을 유발하여 숙주 세포가 손상되고 질병에 걸리게 된다.

물론 병원체는 독성을 신중하게 결정해야 한다. 숙주에 너무 많은 해를 입히면 번식하기도 전에 서식지가 파괴되기 때문이다. 숙주가 번식할 수 없으면 후손 병원체의 서식지도 없어지게 된다. 이런 이유로 병원체는 독소 생산을 조절하는 메커니즘을 개발했다. 숙주가 병에 걸리기는 하지만 병세가 심각한 수준까지는 가지 않도록 하는 것이다.

마지막 여섯 번째 임무는 오래 생존하는 것이다. 이는 숙주에 영구적으로 거주하거나, 후손 병원체를 다른 숙주로 전파하는 것을 뜻한다. 숙주에 영구적으로 거주하는 병원체로는 수두 바이러스가 있다. 소아기에 발병하면 비교적 증상이 가볍다. 하지만 급성 감염기 후 척수 근처 신경세포에 잠복해 있다가 수십 년 후 다시 활성화하면 대상포진이 발생하면서 피부발진이 나타나고 매우 고통스러운 통증을 동반한다.

우리가 잘 아는 방법인 새로운 숙주로 옮겨가는 방법도 있다. 예를 들어 감기, 독감, 코로나바이러스 같은 호흡기 바이러스는 기침 또는 재채기를 통해 호흡기 비말로 전파된다. 콜레라는 대변-구강 경로로 전파되어 심한 설사를 유발한다. HIV/에이즈를 유발하는 레트로바이러스는 성 접촉이나 주사 바늘 공유로 전파된다.

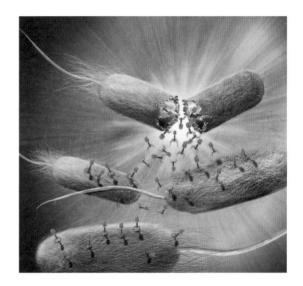

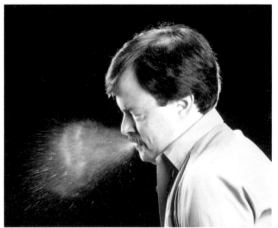

위: 바이러스는 숙주의 유전물질을 사용하여 자기복제한다. 주로 공기 감염으로 전파된다.

옆 페이지: 전자현미경 사진, 바이러스가 박테리아에 침입하여 파괴하는 모습

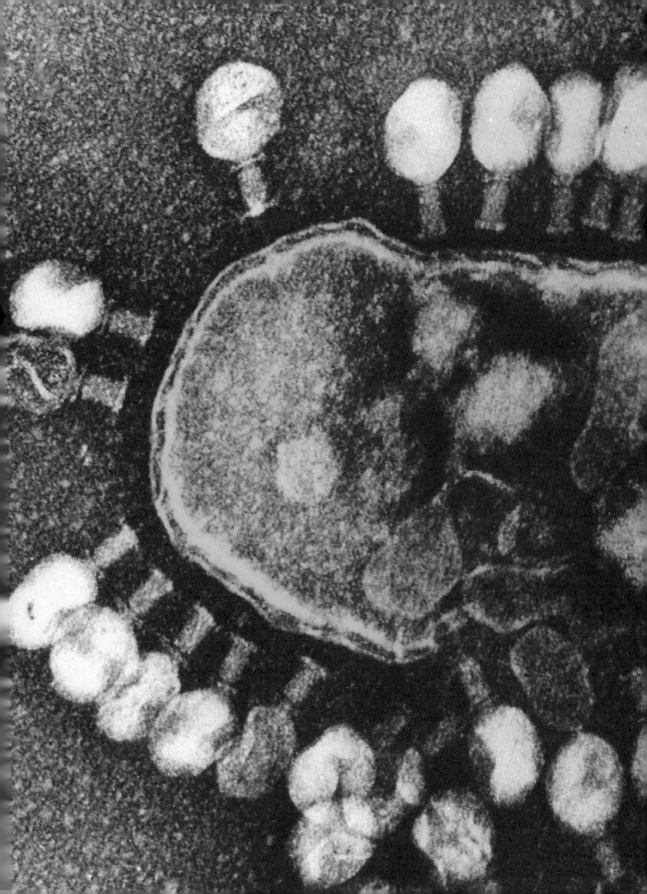

4

자연선택 및 감염병

생물권은 결코 우호적인 환경이 아니다. 이러한 사실은 찰스 다윈 Charles Darwin(1809~1882)**과 다른 학자들이 제기하고, 이후 여러 유전학자가 보완한 자연선택 이론에서 예상된 바 있다. 다윈 이론은 다음과 같은 여러 관찰을 토대로 한다.**

1. 종의 개별 구성원은 여러 측면에서 서로 다르다. 인간을 예로 들면, 어떤 사람은 다른 사람보다 키가 크다.
2. 개인의 어떤 특성은 다른 개인보다 생존과 번식에 유리하게 작용한다. 만일 나무에서 열매를 따는 것이 유리하다면, 키가 큰 사람은 작은 사람보다 잘 생존하고 번식할 수 있다.

3. 반대로 환경에 적응하지 못한 사람은 불리해진다. 예를 들어 키가 작은 사람은 나무에 달린 과일을 많이 따지 못할 것이다.
4. 시간이 흐르면 특정한 특성의 빈도가 변화하는 양상을 보이게 된다. 예를 들어 키가 다음 세대로 전해지는 특성이라면 평균 키가 커지게 될 것이다.

시간 흐름에 따른 호모사피엔스 확산(연도)

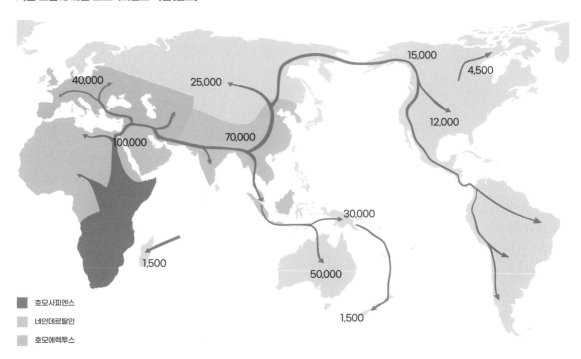

■ 호모사피엔스
■ 네안데르탈인
■ 호모에렉투스

인간 개체군에서 키가 선택된 것처럼, 미생물 개체군에서도 다양한 특성이 자연선택된다. 이는 다시 미생물과 공존하는 인간 개체군 특성에 영향을 미친다. 반대의 경우도 마찬가지다. 인류의 생활 방식은 수만 년 동안 변화했고, 그러한 변화는 미생물에 새로운 기회가 되기도 하고 위기가 되기도 했다.

인류는 지구 곳곳에 살면서 새와 박쥐 등 새로운 동물 종과 이들에게 서식하는 미생물을 접했다. 개와 소 등 여러 동물 종을 길들이며 밀접하게 생활했다. 사냥과 수렵에서 농업, 산업을 거쳐 도시 사회로 전환되면서 인구 밀도가 증가했고, 미생물이 전파되는 새로운 경로가 만들어졌다.

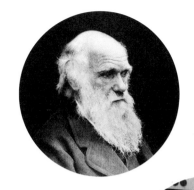

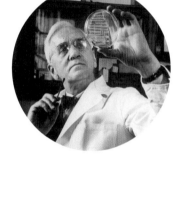

위: 찰스 다윈
오른쪽: 페니실린을 발명한 알렉산더 플레밍
아래: 플레밍이 우연히 발견한 세계 최초의 항생제

항생제내성

항생제내성 현상을 살펴보자. 1928년 알렉산더 플레밍Alexander Fleming(1881~1955)이 페니실린 항생제를 발견하면서 인간은 병원균에 대한 새로운 강력한 무기를 얻었다. 그 후 수십 년 동안 모든 의약품의 항균 설비Medicine's antibacterial armamentarium에 다양한 항생제가 추가되었다. 사람들은 이로 인해 특정 감염병이 사라지게 되었다고 생각했다.

그러나 다양한 항생제가 개발되는 동안 미생물도 진화했다. 박테리아는 그 수가 매우 많고 빠른 속도로 유전자 변이를 일으키기 때문에, 때때로 항생제에 내성을 지니기도 했다. 어쩌면 처음부터 내성이 있었는지도 모른다. 한 예로, 그람음성Gram negative(박테리아의 특정 염색유형, 변하지 않음) 박테리아는 페니실린에 자연 내성을 지닌다. 돌연변이가 내성을 유발하기도 하고, 한 종이 다른 종으로부터 내성을 얻기도 한다.

박테리아 내성은 다양한 형태로 나타난다. 예를 들어 박테리아에서는 항생물질 분해효소 등 항생제를 비활성화하는 분자가 생성된다. 항생제로 차단된 물질에 박테리아가 더 이상 의존하지 않도록 대사경로가 변경되거나, 항생제가 부착되지 않도록 결합부위가 변경되기도 한다. 또는 박테리아가 항생제를 세포 밖으로 내보내 항생제가 충분한 농도에 도달하지 못하게 한다.

이러한 작용이 일어나는 방식은 자연선택으로 이해할 수 있다. 특정 병원성 박테리아를 죽이는 새로운 항생제가 있다고 가정해보자. 많은 환자에게 항생제가 투여되고, 거의 모든 박테리아가 사멸한다. 하지만 일부 박테리아에 내성을

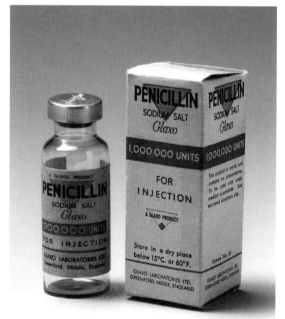

지닌 돌연변이가 생긴다면 어떻게 될까? 항생제에 약한 박테리아는 제거되고 영양소와 자원을 둘러싼 경쟁은 줄어든다. 내성을 지닌 박테리아는 살아남아서 증식을 시작하고, 다시 질병을 일으킨다.

이는 박테리아뿐만 아니라 다른 여러 병원성 종도 마찬가지다. 예를 들어 균류는 항진균제에 내성을 키운다. 원생동물은 항원충제에 내성을 키우고, 바이러스는 항바이러스제에 내성을 키운다. 감염성 미생물이 약제에 노출되는 기간이 길수록 내성균 증식에 대한 선택압selective pressure(자연돌연변이체를 포함하는 개체군에 작용하여 경합에 유리한 형질을 갖는 개체군의 선택적 증식을 재촉하는 생물적, 화학적 또는 물리적 요인)이 증가한다. 미생물이 항생제를 이기려고 '시도'하는 것이 아닌 항생제가 내성균을 선택하는 것이다.

항생제내성 막기

항생제내성을 막는 방법은 여러 가지다. 첫 번째는 불필요하게 항생제를 복용하지 않는 것이다. 아무 이점도 없이 내성만

아래: 낫적혈구빈혈 환자의 혈관을 막고 있는 낫적혈구
옆 페이지: 알렉산더 플레밍의 노트. 페니실린이 자란 페트리 접시 그림

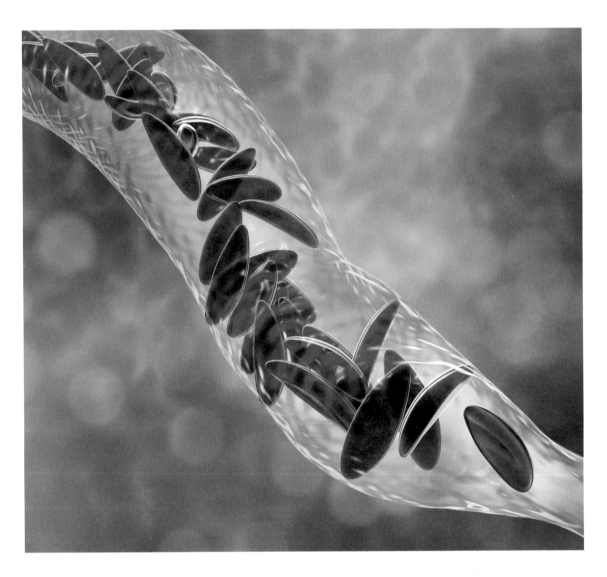

Anti-bacterial action of a mould
(Penicillium
notatum)

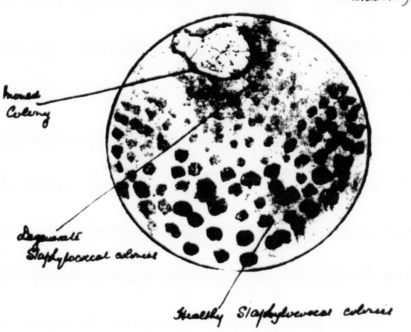

Mould
Colony

Degenerate
Staphylococcal colonies

Healthy Staphylococcal colonies

On a plate planted with Staphylococci a
colony of a mould appeared.   After about
two weeks it was seen that the colonies
of Staphylococci near the mould colony
were degenerate

박테리아의 항생제내성 선택

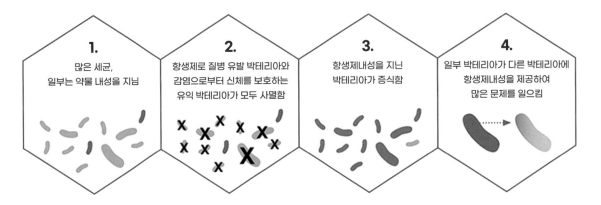

1.
많은 세균,
일부는 약물 내성을 지님

2.
항생제로 질병 유발 박테리아와
감염으로부터 신체를 보호하는
유익 박테리아가 모두 사멸함

3.
항생제내성을 지닌
박테리아가 증식함

4.
일부 박테리아가 다른 박테리아에
항생제내성을 제공하여
많은 문제를 일으킴

생기기 때문이다. 항생제 처방의 절반 이상이 부적절한 것으로 추정된다. 더욱 걱정스러운 점은 일부 환자들은 이러한 위험을 잘 모른 채, 스스로 판단하여 항생제를 복용한다는 점이다. 가축의 성장 촉진을 위해 항생제를 과도하게 사용하는 것도 내성균이 증가하게 되는 원인이다.

병원체에 대한 숙주 저항성

자연선택은 미생물뿐만 아니라 인간에게도 작용한다. 예를 들어 말라리아 유행 지역에서 주로 발견되는 낫적혈구병Sickle cell disease의 경우, 병원체에 대한 숙주 저항성으로 헤모글로빈 분자에 돌연변이가 발생하여 적혈구가 산소를 운반한다. 부모로부터 비정상 헤모글로빈 유전자를 물려받아 생기는 질병으로, 적혈구가 비정상적인 형태를 띠게 되면서 세포와 환자 수명이 단축된다.

그러나 이러한 비정상 유전자(겸상적혈구 형성 경향)가 하나만 있는 경우, 치명적 재발열이 동반되는 말라리아에 대한 내성이 증가한다. 그렇다 보니 낫적혈구 유전자는 조상이 말라리아 유행 지역, 특히 사하라 사막 이남 아프리카와 지중해 일부 지역에 거주했던 사람들에게서 많이 발견된다. 지중해 빈혈Thalassemia의 유전적 특질도 말라리아에 저항성을 지닌다.

인간과 인간을 감염시키는 미생물은 특정 유전자 변이를 선택하며 일종의 무기 경쟁을 치른다. 병원성 미생물이 숙주에 위협을 가하는 새로운 특성을 지니게 되면, 숙주 집단에서는

내성인자에 대한 선택압이 증가한다. 마찬가지로 인간이 새로운 감염병 치료법이나 예방 전략을 도입하면, 미생물 집단에서는 이를 피할 변이체에 대한 선택압이 증가한다.

그러나 숙주와 병원체가 단순히 서로를 박멸하려고만 하는 것은 아니다. 우리가 보았듯, 감염된 모든 인간을 단기간에 사망하게 한 슈퍼버그super-bug는 숙주가 사라져버려 생존 가능성이 줄어들었다. 마찬가지로 인간이 한 가지 미생물을 공격할 때마다 여러 미생물 간 균형이 바뀌어, 의도하지 않았거나 예상치 못한 부정적 결과가 생기기도 한다.

말라리아 분포와 낫적혈구 유전자 분포

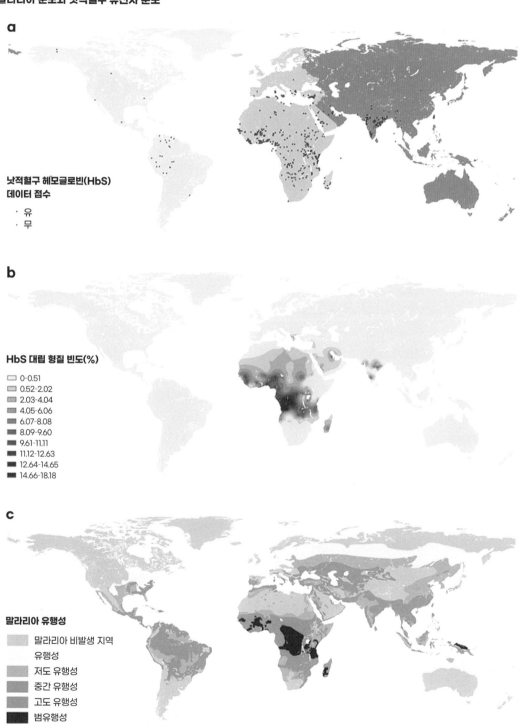

a

**낫적혈구 헤모글로빈(HbS)
데이터 점수**

· 유
· 무

b

HbS 대립 형질 빈도(%)

☐ 0-0.51
☐ 0.52-2.02
☐ 2.03-4.04
☐ 4.05-6.06
☐ 6.07-8.08
☐ 8.09-9.60
■ 9.61-11.11
■ 11.12-12.63
■ 12.64-14.65
■ 14.66-18.18

c

말라리아 유행성

☐ 말라리아 비발생 지역
☐ 유행성
☐ 저도 유행성
☐ 중간 유행성
☐ 고도 유행성
■ 범유행성

건강과 질병에 대한 고대의 견해: 히포크라테스

우리의 현재 위치와 나아갈 방향을 알기 위해서는 지나온 자취를 돌아보는 것이 도움이 된다. 건강과 질병에 대해, 과거에는 진실처럼 여겨졌던 견해가 현재 터무니없다고 여겨지고, 현재 보편적으로 받아들여지는 견해가 과거에는 미친 발상으로 묵살되었을지 모른다. 마찬가지로 오늘날 우리가 당연하게 받아들이는 견해가 미래에는 터무니없는 것으로 여겨져, 후손들이 우리가 사용한 의약품을 보고 무지함에 고개를 내저을지도 모른다.

의학사를 전기적 사건 중심으로 접근하는 것은 여러 문제가 있다. 한 개인이 과도하게 조명되거나 집단이나 공동체, 여러 세대에 걸쳐 형성된 문화적 공헌이 간과될 수 있기 때문이다. 그럼에도 의학사에서 몇몇 인물은 건강과 질병에 대해 오늘날 진지하게 고려해볼 만한 견해를 제시했다. 그 가운데 한 명이 고대 그리스 의사 히포크라테스Hippocrates(기원전 460~370)다.

전체론적 접근법

현대 의학과 비교하여 히포크라테스 의학의 가장 중요한 특징 중 하나는 전체론이다. 히포크라테스는 한 사람의 건강 상태를 파악하려면 모든 부분을 살펴봐야 한다고 생각했다. 신체뿐만 아니라 생활 방식과 주변 환경이 어떻게 조화되는지 살펴야 한다는 것이다. 히포크라테스가 직접 작성했는지 확실치 않지만, 히포크라테스 선서에서 의사는 병원이나 진료실 같은 인위적인 환경이 아니라 집에서 환자를 진료해야 한다고 쓰여 있다.

환자가 살고 있는 환경을 고려하지 않으면 의사의 판단은 부정확해질 수 있다. 사람은 서식지 또는 생태계 속에 존재하며, 주변 환경의 영향을 받는다. '환자가 혼자 사는가, 아니

히포크라테스

히포크라테스 생애에 관해서는 알려진 바가 많지 않다. 그는 그리스의 코스Kos섬에서 태어났다. 할아버지와 아버지도 의사로, 집안이 대대로 의술에 종사했다. 플라톤Plato은 훌륭한 의사는 환자의 신체를 잘 이해해야 한다고 말하며 히포크라테스를 언급했다. 아리스토텔레스Aristotle도 그를 '위대한 히포크라테스The Great Hippocrates'라고 불렀다. 이를 통해, 많은 부분이 알려지진 않았지만 그 시대에 히포크라테스가 의사로 명성을 떨쳤음을 알 수 있다.

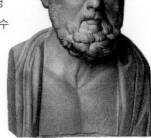

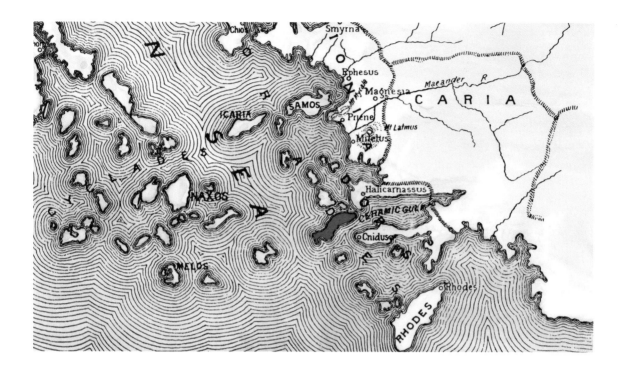

면 가족과 함께 사는가? 부자인가, 가난한가? 가정에 문제가 있는가, 없는가? 식사와 운동은 어떻게 하고, 잠은 어떻게 자는가?' 이러한 질문에 대한 답변을 통해 질병을 예방하고 건강을 개선하는 실마리를 찾을 수 있다.

현대식 접근법

반면 오늘날 대부분 의료 행위는 분석에 기반한다. 말 그대로 절단cutting up하는 것이다. 한 예로, 의대 입학 후 첫 번째 의례 중 하나가 사체 해부다. 인체를 이해하려면 인체를 각 부분으로 나누어야 한다고 생각하기 때문이다. 하지만 그리스 시대에는 사람을 해부하지 않았다. 현대 의료진은 증상이 나타나면 질병 위치를 찾고자 한다. 예를 들어 환자가 오른쪽 윗배가 아프다고 하면 간, 쓸개, 십이지장, 우측 신장에 병소가 있을 것이라고 생각한다.

체액 모델

히포크라테스 학파는 주로 체액humoral 모델을 활용했다. 그들은 신체 어떤 부위(장기, 조직, 세포)에 질병이 발생했는지가 아니라, 환자의 삶에서 조화가 깨지게 된 원인을 파악하고자 했

다. 체액으로는 불과 관련된 황담즙, 땅과 관련된 흑담즙, 물과 관련된 점액, 공기와 관련된 혈액이 있다. 환자가 열이 나면 공기 및 불과 연관된 열이 과도한 것이라고 생각하여 열을 방출하기 위해 사혈을 했다.

체액론에서는 조화가 가장 중요했다. 각 체액이 조화를 이루면 건강한 것이고, 한 가지 체액이 과도하거나 부족해지면 불균형이 발생하여 질병이 생기는 것이라고 여겼다. 음식과

위: 히포크라테스는 에게해 남동부의 코스섬(붉은색)에서 태어났다.

> **현대 의학과 비교하여 히포크라테스 의학의 가장 중요한 특징 중 하나는 전체론이다.**

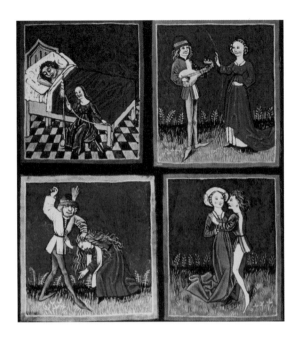

로 이주하도록 권고했다. 그들은 질병 자체를 치료하려 했던 것이 아니었다. 그들의 목적은 질병을 뿌리 뽑는 것이 아니라, 환자가 편안하고 건강한 상태를 되찾도록 돕는 것이었다.

이러한 사고는 2000년 이상 지속되어 19세기까지 존재했다. 따라서 현재 감염병으로 알려진 증상에 대해 당시 세균 유래설을 설파했던 이들은 힘겨운 투쟁을 해야 했다. 단일 유기체(그것도 너무 작아서 보이지 않는)가 질병을 유발한다는 개념은 히포크라테스 학파에게는 비웃음의 대상이었다. "어떻게 박테리아 같은 한 가지 요인으로 건강이 나빠질 수 있다는 말인가? 어떻게 한 가지 의약품만으로 건강이 회복될 수 있다는 것인가?" 히포크라테스 학파는 사람은 본래 모든 상태는 균형을 이루는 것이라고 생각했다.

히포크라테스 학파는 중요한 대목에서 옳았다. 현재도 감염병을 예방하는 가장 효과적인 방법은 깨끗한 물을 마시고 하수를 올바르게 처리하는 환경적 접근법이다. 병원체를 죽이려는 시도 자체가 질병을 유발하기 때문이다. 예를 들어 항생제로 박테리아 감염을 치료하다가 '착한' 장내 세균에 해를 입혀 클로스트리듐디피실레clostridium difficile 같은 '나쁜' 박테리아가 번식할 수 있는 환경을 조성할 수 있다. 이는 생명을 위협하는 심각한 감염을 유발한다.

히포크라테스의 견해는 장내 미생물에 대한 높은 관심이 내재된 듯하다. 클로스트리듐디피실레 감염증의 항생제 치료 성공률은 평균 약 30%였다. 하지만 클로스트리듐디피실레 감염증 환자의 장에 건강한 환자의 장에서 채취한 '착한' 박테리아를 심는 분변 이식faecal transplant을 시행한 결과, 성공률은 90% 이상으로 향상됐다. 박테리아 문제를 해결하는 열쇠는 박테리아를 없애는 것이 아니라, 장내 박테리아의 균형을 정상적으로 회복하는 것이었다.

그러므로 히포크라테스 정신은 지금도 살아 있다. 물론 현재는 병소의 해부학적 위치 파악 및 세균 유래설 등 당시 알려지지 않았던 다른 이론들이 접목되었다. 하지만 히포크라테스 정신은 여러 면에서 여전히 많은 영향을 미친다. CT 검진, 처방, 수술이 실제로 당신의 생명을 구하거나, 최소한 건강을 회복시켜줄 수는 있다. 하지만 분명한 점은 심장병, 암, 뇌졸중 같은 질병을 예방하는 것이 의학이 당신에

수분 섭취는 땀과 소변의 배출과 균형을 이뤄야 한다. 섭취가 과도하면 환자가 굶거나 설사를 하도록 해서 균형을 회복하게 했다. 이러한 히포크라테스식 사고방식은 감기에 걸리면 많이 먹고, 열이 나면 음식을 삼가라는 오늘날의 조언과 일맥상통한다.

히포크라테스의 업적

체액 모델은 단순히 시대착오적 발상이 아니다. 분석 의학 시대를 살고 있는 우리도 건강을 언급할 때 히포크라테스식 용어를 사용한다. 가령 건강을 유지하려면 칼륨과 나트륨 같은 전해질, 산소와 이산화탄소 같은 기체, 갑상샘호르몬 등 여러 체액 물질이 안정적으로 유지되어야 한다. 과잉과 결핍은 질병의 원인과 지표가 될 수 있기 때문이다.

자가 치유 vs 세균 유래설

히포크라테스 학파는 인간의 자가 치유력을 믿었다. 일단 진단이 내려지면 의사는 건강을 저해하는 요인을 제거했다. 예를 들어 환자가 지나치게 춥고 습한 환경으로 인해 질병이 발생한 것으로 판단되면, 기후가 따뜻하고 건조한 곳으

게 해줄 수 있는 최선의 해결책이라는 점이다. 내 주변 동료 의사들은 병원에 자주 가지는 않지만 자신의 건강 상태를 세심히 살피고 진지한 태도로 건강을 증진하기 위해 노력한다.

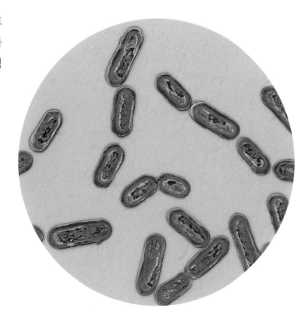

병소의 해부학적 위치 파악

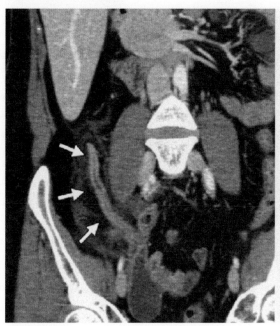

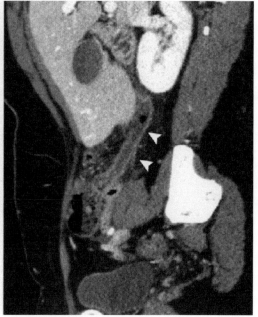

충수염 환자의 염증 부위(화살표)가 표시된 CT 사진

옆 페이지: 중세시대 4체액. 위에서부터 시계방향: 흑담즙(우울질), 혈액(다혈질), 점액(점액질), 황담즙(담즙질)

맨 위: 설사를 유발하는 클로스트리듐디피실레 박테리아

아테네 역병

아테네 역병을 통해 역사를 바꿀 정도로 강력했던 감염병의 위력을 알아보자.

역병과 펠로폰네소스 전쟁

아테네 역병의 발단은 펠로폰네소스 전쟁(기원전 431~404)이다. 이는 그리스의 역사가인 투키디데스Thucydides가 자신의 저서에서 자세히 설명했다. 그리스인은 서로 동맹을 맺은 수십만 명의 도시국가에서 살았다. 아테네와 동맹국이 제국으로 발전함에 따라 스파르타와 그 동맹국은 위협을 느꼈다.

스파르타는 기원전 432년 동맹국 회의를 열고 전쟁을 선포했다. 아테네가 권력을 강화하고 지역 전체에서 영향력을 강화하는 동안 손놓고 있다가는 고립되고 약해질 것이라는 판단이었다. 양측의 전투 방식은 대조적이었다. 스파르타는 지상전에 능했고, 아테네는 강력한 해군력을 보유하고 있었다.

페리클레스Pericles는 스파르타군과 지상전을 피하고, 자신 있는 해전 전략을 꾀했다. 그로 인해 해양 도시 주변의 농장을 버려야 했지만, 무역을 통해 식량을 보급받고 경제력을 유지할 수 있었다. 인내심 있게 방어 전략을 고수하면 되었다.

하지만 아이러니하게도, 이러한 전략은 기원전 430년 역병이 처음 발생하게 된 원인 중 하나가 되었다. 도시 외곽에 거주하던 사람들이 도시의 성 안으로 이동하면서, 기존의 10만 명이었던 도시 규모가 빠르게 확대되며 매우 혼잡해졌다. 자원이 부족해지고, 인구 밀도가 높아졌으며, 위생 상태는 열악해졌다.

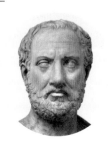

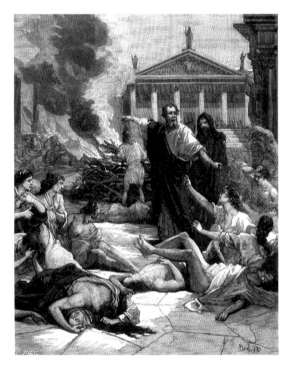

역병은 항구를 통해 도시로 유입되었다. 투키디데스가 설명한 대로 감염자는 두통, 열, 인후통, 기침, 구토, 설사, 불면증에 시달렸고, 심지어 사망하기도 했다. 병원체의 정체를 놓고 현대 학자들 간에 다양한 의견이 존재하지만, 주로 발진티푸스, 장티푸스, 에볼라 같은 출혈열이 의심된다.

역병으로 전체 인구 중 약 4분의 1에 달하는 2만 5,000명이 사망한 것으로 추산된다. 사망자 중에는 페리클레스와 그의 아내, 두 아들도 있었다. 스파르타군이 시체를 화장하는 장작더미에서 나오는 독한 연기로 인한 감염을 우려하여 군

펠로폰네소스 전쟁의 전투부대

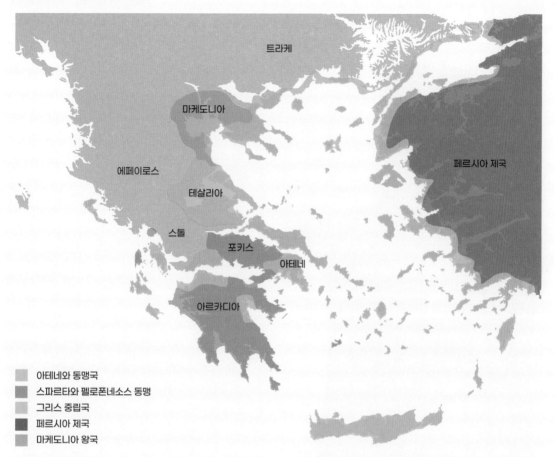

트라케

마케도니아

에페이로스

테살리아

페르시아 제국

스톨

포키스

아테네

아르카디아

- ▨ 아테네와 동맹국
- ▧ 스파르타와 펠로폰네소스 동맹
- ▨ 그리스 중립국
- ▨ 페르시아 제국
- ▨ 마케도니아 왕국

아테네라는 지명은 고대 그리스 지혜의 여신 아테나 Athena의 이름에서 유래했으며, 기원전 6세기 민주주의의 황금시대에 서구 문명의 요람이 되었다. 이곳은 그리스의 비극작가 아이스킬로스Aeschylus와 소포클레스Sophocles와 에우리피데스Euripides, 역사가 헤로도토스Herodotus와 투키디데스, 히포크라테스 의과대학, 철학자 소크라테스

Socrates와 플라톤Plato과 아리스토텔레스Aristotle를 비롯하여 예술을 장려하고 아크로폴리스Acropolis와 파르테논Parthenon 신전을 짓는다는 야심 찬 건축 계획을 세운 정치가 페리클레스Pericles를 배출했다.

대를 철수할 정도였다. 투키디데스도 병에 걸렸지만 회복했고 이를 기록으로 남겼다.

투키디데스는 당시 역병을 '그 어떤 말로도 표현할 수 없고, 잔혹함이 인간 본성을 넘어서는 병'이라고 묘사했다. 그는 '건강한 사람이든 그렇지 않은 사람이든 예외가 없으므로' 누가 죽을지 예측할 수 없고, 의학은 '그 누구에게도 도움

이 되지 않아' 없느니만 못했다고 덧붙였다.

투키디데스는 최악의 상황을 다음과 같이 묘사했다.

옆 페이지, 왼쪽부터: 투키디데스, 펠로폰네소스 전쟁과 히포크라테스 이론을 토대로 역병을 설명했다. | 역병 대응을 지시하는 히포크라테스의 모습을 표현한 그림

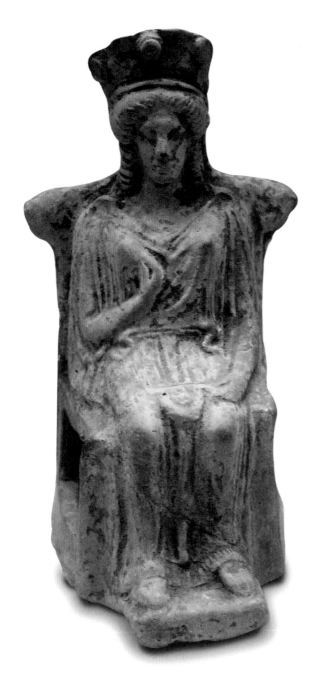

사람들은 병세가 나타나면 자포자기했다. 이내 절망에 빠져 살기 위한 노력조차 하지 않은 채 죽어가는 양처럼 죽음을 기다렸다. 사람들의 왕래로 사망률이 증가하자 감염을 염려하여 사람들은 병자에게 등을 돌렸고, 병자는 홀로 죽어갔다. 환자가 발생하면 가족들도 환자를 버려둔 채 집을 떠났다. 그럴 수 없었던 사람들은 스스로 목숨을 끊었다. 주로 강직한 성품의 사람들이었다.

사회변화상

역병의 여파는 생물학적 범위를 훨씬 넘어섰다. 투키디데스는 "길거리에 시체가 쌓여 있고, 반쯤 죽어가는 사람들이 목이 말라 물이 있는 곳으로 모여들었다"라고 기술했다. 사원은 죽어가는 사람들과 시체로 가득 찼고 '신성함과 세속의 경계가 사라져' 사회에 부도덕이 만연했다.

사람들은 신이나 인간의 법을 더 이상 두려워하지 않았다. 신을 숭배하더라도 모두 멸망하고, 죄를 짓더라도 그에 대한 처벌을 받을 때까지 살아 있을 거라고 생각하지 않았기 때문이다. 사람들은 이미 죄에 대한 판결이 내려졌다고 생각했다. 사람들은 자신들에게 내려진 더 큰 판결은 감당할 수 없다고 생각했고, 삶의 작은 부분을 즐기고자 했다.

어차피 죽을 운명이라고 생각하는 사람에게 처벌은 아무런 위협이 되지 않았다. 미래에 투자할 필요도, 재산이나 명예를 지킬 필요도 없었다. 결실을 맺힐할 만큼 오래 살 것이 아니기 때문이었다. 환자를 돌보며 스스로 위엄을 지킨 사람들이 가장 병에 걸릴 위험이 높았다.

역병은 많은 사람의 목숨을 앗아갔을 뿐만 아니라, 그들이 정성 들여 건설한 사회를 붕괴했다. 아테네는 스파르타에 즉시 굴복하지 않았지만, 역병으로 세력이 기울었다. 물류와 인구가 감소했고, 전반적으로 사기도 약화되어 강국의 지위를 되찾지 못하고 쇠락의 길을 걷게 되었다.

수년간 전쟁이 계속되며 인내심을 잃은 아테네는 페리클레스의 조언을 무시하고 시칠리아 Sicily에 치명적인 공격을 가했다. 스파르타는 아테네 동맹국들의 반란을 조장함으로써 동맹을 훼손하기 시작했고, 동맹국의 조공이 줄어들며 아테네 해군은 결국 패권을 잃게 되었다.

마지막 전투에서 해군이 패배하며 아테네는 항복했다. 일부 그리스 도시국가들은 도시를 없애고 모든 시민을 노예로 바치겠다고 했으나 스파르타는 이를 거절했다. 대신 아테네를 속국으로 만들어 스파르타가 그리스에서 가장 강력한 도시국가가 되었다. 역병만으로 전쟁의 승패가 갈린 것은 아니지만, 그리스에서 주도권이 바뀌는 계기가 되었다.

아래: 아테네 역병은 니콜라 푸생(Nicolas Poussin, 1594~1665) 등 여러 화가의 상상력을 자극했다.

옆 페이지: 고대 그리스 치유의 신 부적

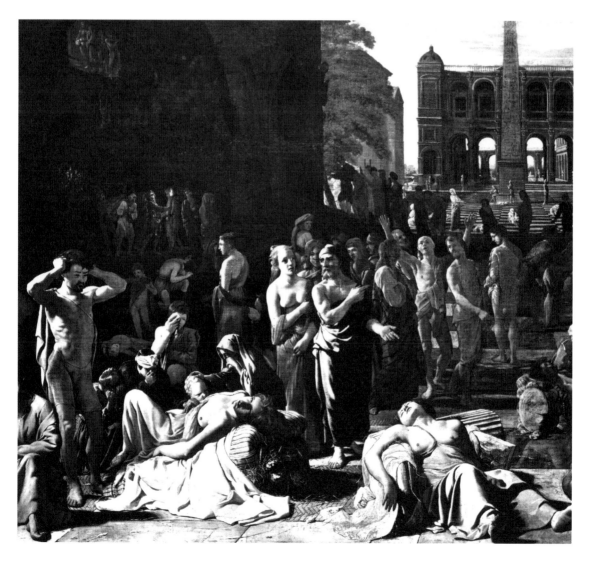

흑사병

가래톳흑사병이라고도 하는 흑사병Black Death은 인류 역사상 가장 많은 사상자를 낸 팬데믹이다.
1347년부터 1351년까지 불과 4년 만에 유럽, 아시아, 북아프리카에서 1억~2억 명이 사망했다.
흑사병으로 인한 인구 변화는 2세기 동안 지속됐으며, 오늘날까지도 영향을 미치고 있다.

흑사병이 1347년에 처음 창궐한 것은 아니다. 유럽 집단 매장지에서 발굴된 유골에서 약 5000년 전에도 흑사병이 존재했다는 증거가 발견되었다. 고대 문서에도 최초로 전 세계를 휩쓸었던 흑사병인 '유스티니아누스 역병Plague of Justinian'에 대한 기록이 있는데, 앞에 말한 가래톳흑사병보다 약 800년 먼저 발생하여 541~542년 동로마 제국을 초토화했다.

전파 및 피해

흑사병의 원인균은 페스트균Yersinia pestis으로, 스위스 파스퇴르 연구소Pasteur Institute의 의사 알렉상드르 예르생Alexandre Yersin 박사가 처음 발견했다. 숙주는 마못 등의 설치류와 벼룩이다. 벼룩이 설치류를 물면, 벼룩의 소화관에서 박테리아가 대량으로 번식을 시작하고, 곧 박테리아의 수가 급격히 늘어나 벼룩의 소화관을 막게 된다. 그 벼룩이 다른 대상을 물 때 소화관이 역류하며 박테리아가 전파된다.

감염된 설치류가 죽자, 벼룩은 주변에 있던 인간에게서 혈액을 얻고자 했고, 벼룩이 인간을 숙주로 삼으며 흑사병이 발생했다. 벼룩이 인간을 물면 박테리아가 혈류로 들어가 증식한다. 흑사병이 치명적인 이유는, 흑사병 박테리아는 백혈구가 외부에서 침입한 박테리아를 잡아먹는 식균작용이 이루어지지 않기 때문이다.

흑사병 박테리아는 목, 겨드랑이, 서혜부 등 림프절에서 증식하는데, 림프절이 커지며 붓고 심한 통증이 생긴다. 감염된 림프구를 가래톳Bubo이라고 하는데, 림프구 염증이 피부

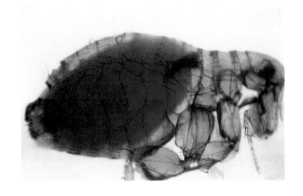

까지 퍼져서 고름이 나오기도 한다. 환자에게서는 열, 두통 및 구토를 포함한 전신 감염 증상이 관찰되고 심한 경우 발작을 일으킨다.

위: 흑사병 원인균을 옮기는 벼룩
옆 페이지: 흑사병 원인균 '예르시니아 페스티스(Yersinia pestis)', 알렉상드르 예르생이 발견해 그의 이름을 딴 학명이 붙여졌다.

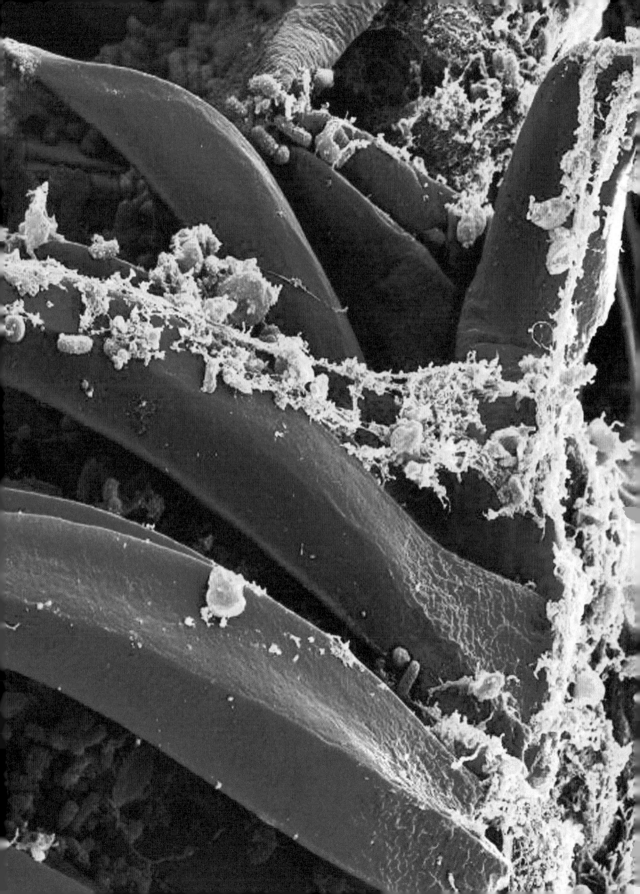

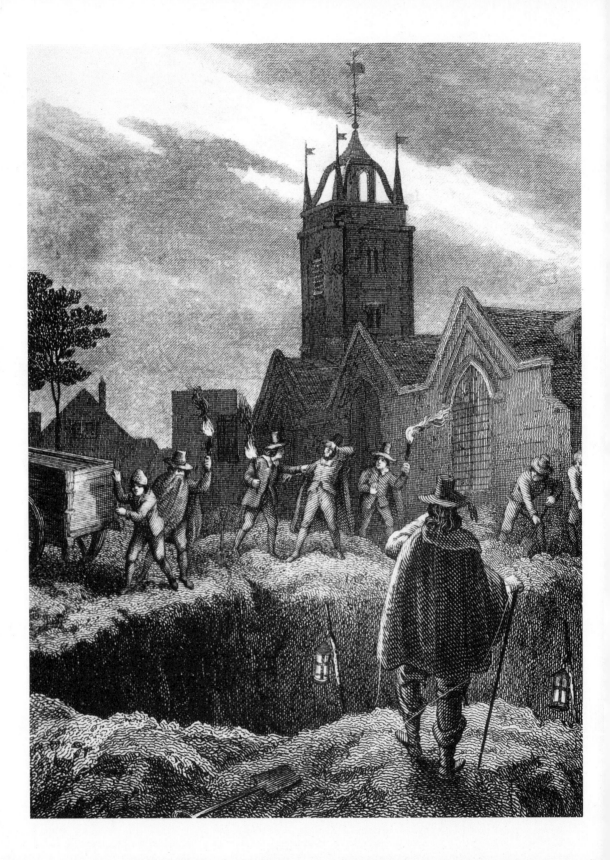

발생과 확산

흑사병은 중국에서 처음 발생했다. 유럽에서 발생하기 수년 전 중국에서 창궐하여 2,000만~3,000만 명이 사망한 것으로 추정된다. 역사가들은 병원균이 실크로드를 따라 동쪽에서 서쪽으로 전파돼 1347년 크림반도Crimea까지 확산된 것으로 본다. 크림반도의 항구 도시 카파Kaffa가 포위되어 도시에 역병이 번지자 그곳에 있던 제노아Genoa 상인들이 시칠리아로 탈출하며 이탈리아 본토를 거쳐 유럽 전역으로 빠르게 확산되었다.

흑사병은 2년 만에 노르웨이로 번졌으며 그로부터 2년 후 러시아로 확산되었다. 아이러니하게도, 악천후가 질병 전파에 유리한 조건으로 작용했다. 이례적으로 많은 수의 쥐가 폐사하여 벼룩이 다른 숙주, 특히 인간에게 옮겨갔다. 인간의 영양 상태가 나빠져 면역 체계가 약해지고, 위생 상태가 열악해 역병이 더 잘 전파되는 환경이 조성된 것이다. 이러한 상황은 가난한 사람에게 더 큰 타격이 되었다.

흑사병은 유럽 인구 3분의 1을 죽음으로 몰아넣었다. 런던, 파리, 플로렌스 같은 대도시에서 전체 인구의 50~80%가 사망했다. 인구 밀도가 낮은 농촌 외곽 지역은 상대적으로 타격이 작았다. 물론 흑사병에 걸렸던 사람이 모두 사망한 것은 아니었다. 하지만 현재도 적절한 치료를 받지 못하는 경우 사망률은 70%에 이른다. 이를 토대로 생각해본다면, 아마 당시에는 90%에 달했을 것으로 보고 있다.

당시 사람들은 박테리아의 존재를 몰랐다. 박테리아는 고사하고 쥐와 벼룩이 질병을 퍼뜨린다는 사실도 몰랐다. 정부는 점성학적 요인과 지진 같은 지질학적 요인 때문에 질병이 창궐했다고 믿었다. 일각에선 역병이 이집트에 내려진 성서적 재앙 같은 신의 형벌이라고 주장했다. 이 때문에 많은 사람이 자신의 죄를 용서해달라고 빌었다.

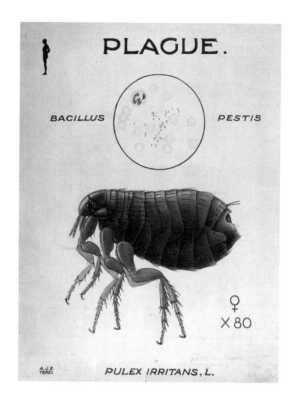

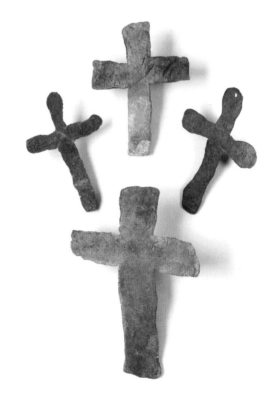

옆 페이지: 수차례 재발한 가래톳 흑사병. 1665~1666년 발병 당시 런던 인구의 4분의 1이 사망했다.

오른쪽, 위부터: 예르시니아 페스티스 포자를 전파한 벼룩 | 런던 흑사병 사망자들의 무덤에 놓인 납 십자가

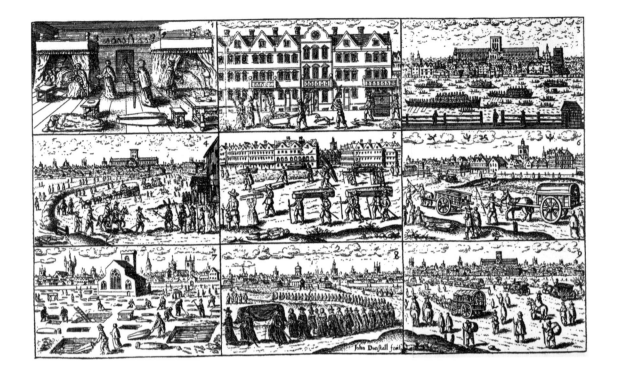

세상이 변하다

흑사병의 문화적 영향은 막대했다. 지주가 사망하며 경작지가 농민에게 넘겨졌고, 노동력이 감소하면서 사회가 재정립되었다. 지주들은 농사와 농작물 수확을 위해 농민에게 임금을 지불해야 했고, 이는 농노 제도가 붕괴하는 계기가 되었다. 시간이 흐르며 임금은 상승했다. 그 결과 소작농의 이동성이 증진되고 생활 수준이 향상되었다.

흑사병의 영향은 '죽음의 무도Dance of Death'라는 예술 장르에서 가장 두드러진다. 종종 춤추는 해골이 등장하는 이 예술 장르는 죽음의 보편성을 강조했는데, 이는 그때만큼이나 지금도 마찬가지다. 현재도 인간의 사망률은 100%다. 왕, 교황, 산업계 거물, 유명 인사에서 가난한 사람, 무명인, 힘없는 아이까지 모두 같은 운명을 맞이한다. 누구도 예외는 없다.

흑사병은 폭력적인 박해를 촉발했다. 사람들은 전례 없는 고통에 직면하여 원망할 대상이 필요했다. 스트라스부르Strasbourg시에서는 유대인이 우물에 독을 풀었다는 근거 없는 소문이 나돌았고, 이 때문에 수천 명의 유대인이 학살되었다. 이에 대해 일각에선 유대인도 다른 사람들만큼 흑사병으

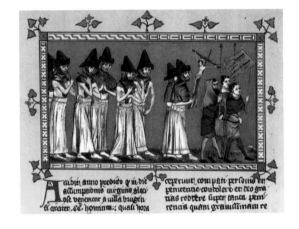

로 사망하고 있음을 지적하며 학살을 비판했다. 거지, 외국인, 피부병 환자도 박해 대상이었다.

지금도 흑사병 대유행의 원인을 놓고 학문적 논의가 이루어지고 있다. 몇몇 역사가와 과학자에 따르면 가래톳흑사병이 주요 원인이며, 독감, 천연두, 발진티푸스도 관련이 있을 수 있다고 한다. 감염성 원인균이 개체군에 피해를 입히면 개체군의 영양 및 위생 상태가 악화되어 다른 감염도 발생하기 때문이다.

현재의 흑사병

가래톳흑사병은 1351년에 사라지지 않았다. 그 이후로도 유럽 역사 전반에 걸쳐 유행병과 대유행병의 양상을 보이며 반복되었고, 수백만 명이 사망했다. 흑사병은 1900년대 초 샌프란시스코에서 발병하며 미국도 강타했다. 다행히 항생제 덕분에 사망률은 감소했다. 현재 흑사병으로 인한 사망률은 약 10%다.

> **"** 다행히 항생제 덕분에 사망률은 감소했다. 현재 흑사병으로 인한 사망률은 약 10%다.

옆 페이지, 위쪽부터: 1665~1666년 대역병(Great Plague) 당시 공동묘지와 장례 행렬 │ 흑사병은 1346년 처음 등장했으며, 유럽 인구의 3분의 1이 사망했다.

동쪽에서 서쪽으로 수십 년~수백 년에 걸친 흑사병 전파

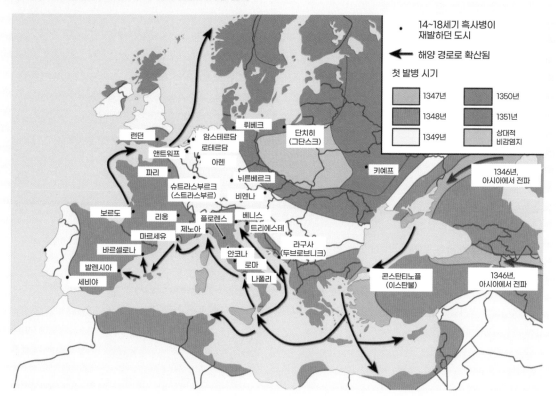

- **·** 14~18세기 흑사병이 재발하던 도시
- **←** 해양 경로로 확산됨

첫 발병 시기

1347년		1350년	
1348년		1351년	
1349년		상대적 비감염지	

런던 / 암스테르담 / 로테르담 / 아헨 / 앤트워프 / 뤼베크 / 단치히 (그단스크) / 파리 / 뉘른베르크 / 키예프 / 슈트라스부르크 (스트라스부르) / 비엔나 / 보르도 / 리옹 / 플로렌스 / 베니스 / 제노아 / 트리에스테 / 마르세유 / 라구사 (두브로브니크) / 바르셀로나 / 안코나 / 로마 / 발렌시아 / 나폴리 / 세비야 / 콘스탄티노플 (이스탄불)

1346년, 아시아에서 전파

1346년, 아시아에서 전파

8 보카치오와 흑사병

조반니 보카치오Giovanni Boccaccio(1313~1375)는 《데카메론》과 《보카치오의 유명한 여자들》의 저자다. 《보카치오의 유명한 여자들》은 서양 문학에서 처음으로 여성을 중심으로 한 작품으로, 100명 이상의 인물이 등장한다. 보카치오는 이탈리아 도시 플로렌스에서 서자로 태어났다. 무역업에 종사하던 아버지는 보카치오가 금융업을 배우기를 원했으나 그는 법학을 공부했고, 이후 문학에 매혹되어 문학에 전념했다. 1348년 플로렌스에 흑사병이 퍼졌고, 이듬해 《데카메론》 집필을 시작했다.

《데카메론》은 플로렌스에 흑사병이 퍼지는 것으로 시작한다. 흑사병을 피해 시골 별장으로 피신한 젊은 여성 7명과 남성 3명이 무료한 시간을 달래기 위해 차례대로 이야기를 나누며, 총 100편의 이야기가 등장한다. 해학적인 이야기도 있고 비통한 이야기도 있다. 보카치오의 작품은 영국 작가 제프리 초서Geoffrey Chaucer의 설화집 《캔터베리 이야기》에 영향을 미친 것으로 보인다. '데카메론'이란 제목은 그리스어에서 유래한 것으로 '10일'이란 뜻이다. 주인공들이 10일 동안 나눈 이야기를 모아놓은 것이다.

증상과 확산

보카치오는 흑사병 증상이 창궐지인 동쪽에서 묘사된 것과는 다르다고 설명한다.

> 병에 걸리면 서혜부나 겨드랑이에 종기가 나기 시작했다. 달걀만 하기도 했고 사과만 하기도 했다. 종기는 삽시간에 온몸으로 퍼져나갔고, 이후 팔과 다리 및 다른 신체 부위에 검거나 납빛의 반점이 나타났다. 크기가 큰 것도 있었고 작은 것들이 여러 개 한꺼번에 나타나기도 했다. 반점이 나타나면 누구도 죽음을 피할 수 없었다.

의사들은 당황했다. 그들에게는 아무런 예방책과 치료법

《데카메론》

《데카메론》은 작품이 지니는 문학적 가치에 더해, 당시 삶의 모습이 묘사된 역사적으로 귀중한 자료다. 특히 플로렌스에 흑사병이 돌던 당시 주민들의 모습이 잘 그려져 있다. 병의 증상과 징후, 사람들의 다양한 반응과 병이 일반적으로 사회 질서에 미치는 영향, 사망 풍습의 변화 등이 생생하게 묘사되어 있다. 《데카메론》에서 묘사된 흑사병은 여러 면에서 투키디데스가 설명한 아테네 대역병과 유사하다.

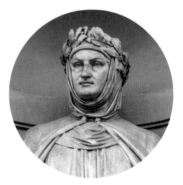

왼쪽: 조반니 보카치오, 흑사병이 발생한 상황을 실감 나게 묘사했다.

옆 페이지: 당시 의사들은 거머리로 흑사병을 치료했다. 이는 《데카메론》에도 묘사되어 있다.

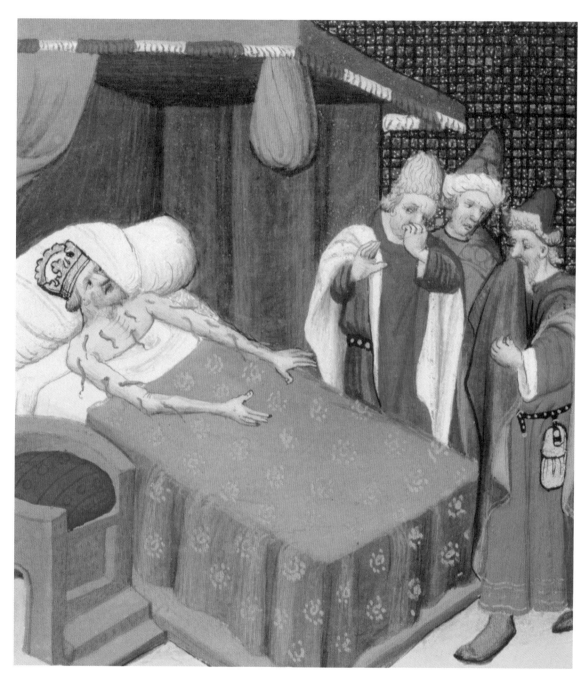

이 없었다. 병은 빠른 속도로 건강한 사람으로 옮겨갔다. 사람들은 병자를 도우려다 병에 걸렸다.

주변 물건에 불이 옮겨붙는 것처럼, 환자 주변의 건강한 사람에게 병이 옮아갔다. 그게 전부가 아니었다. 병자와 말을 하거나 근처에 다가가기만 해도 감염되고 사망했다. 병자가 만졌던 물건이나 입었던 옷을 만지기만 해도 병에 걸렸다.

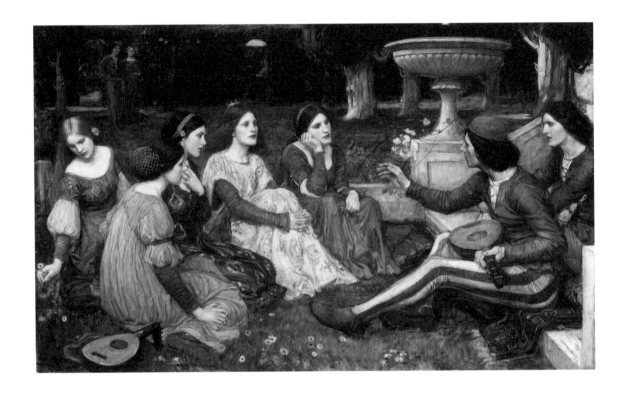

공포와 패닉

플로렌스 주민들 사이에 커다란 공포가 조성되었고, 감염자에게 등을 돌렸다. 모두 자신의 안전을 먼저 생각해서《데카메론》의 등장인물들처럼 다른 사람과의 접촉을 끊었다.

그들은 다른 사람들과 완전히 분리된 작은 공동체를 만들었다. 감염자가 없는 집에 머물며 외부와 접촉을 차단하고 맛 좋은 음식을 먹고 값비싼 와인을 마셨다. 부고나 아픈 사람에 대한 전갈도 받지 않았다. 음악을 듣고 자신들이 고안해낸 갖가지 오락을 즐기며 시간을 보냈다.

일부 사람들은 반대로 (감염자를 최대한 피하면서) 도시에 남아 방종한 생활을 했다. 사람들이 재산을 그대로 두고 피신했기 때문에 가능했다.

그들은 흥청망청 환락을 즐기며 맛있는 음식을 먹는 것이 치료법이라고 생각했다. 그리고 이를 그대로 실천했

다. 밤새 술집을 전전하고, 다른 사람의 집에 함부로 들어가거나, 원하는 모든 욕망을 채웠다. 수많은 사람이 집과 재산을 버리고 도망쳤기 때문에, 남의 집에 들어가 마치 자신의 집처럼 지냈다.

투키디데스의 말처럼, 법과 윤리에 대한 기준이 거의 사라졌다. 경찰, 판사, 교도관은 죽거나 감염을 피하기 위해 집에만 머물렀다. 사람들은 마음껏 행동할 수 있었다. 사회에 미치는 영향은 치명적이었다. 사람들은 다른 사람과의 접촉을 철저히 피했으며, 친척이나 가까운 친구조차 서로를 방문하지 않았다. "형제가 서로를 버리고, 삼촌은 조카를 버리고, 누이는 남동생을 버렸다. 아내는 남편을 버렸다. 더욱 믿을 수 없는 것은 부모가 자녀를 버렸다는 것이다. 마치 처음부터 자신의 자녀가 아니었던 것처럼."

> ❝ 사회에 미치는 영향은 치명적이었다.
> 사람들은 다른 사람과의 접촉을 철저히 피했으며,
> 친척이나 가까운 친구조차 서로를 방문하지 않았다.

시체 매장

사망자가 너무 많아 정상적으로 장례를 치르는 것이 불가능해졌다. 누군가가 며칠 동안 보이지 않거나 소식이 들리지 않는다는 것은 별 의미가 없었다. '옆집에서 나는 썩는 냄새'로 사망 여부를 알 수 있었다. 마을은 곧 부패한 시체로 넘쳐났다.

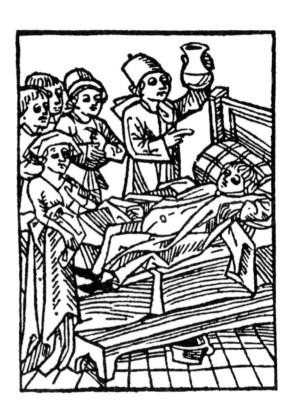

> 생존자에게는 사망자를 애도하는 것보다 썩어가는 시체를 없애는 것이 최대 관건이었다. 그나마 청소부라도 만나게 되면 도움을 받아 시체를 문 앞에 둘 수 있었다. 아침마다 엄청난 시체가 나타났다…. (그리고) 매일, 매 시간 시체가 생겨 모두 묻을 만한 땅이 없었다. 생존자들이 사망한 가족의 시체를 가족 묘지에 묻으려 했지만 땅은 매우 부족했다. 묘지가 가득 차서 사람들은 곳곳에 거대한 구덩이를 파고 시체를 한꺼번에 파묻었다. 마치 선창에서 수화물을 던지듯, 구덩이가 다 찰 때까지 시체를 차곡차곡 던지고 흙으로 덮었다.

감염자가 기하급수적으로 증가했고, 아픈 사람들은 질병이 창궐하기 이전 수준의 간호를 받을 수 없었다. 죽은 사람을 애도하기 위해 사람들이 모이지 않았다. "많은 사람이 곁을 지켜주는 사람 하나 없이 세상을 떠났다." 그 누구도 슬퍼하거나 애도하지 않았다. 친구나 친척조차 웃음과 즐거움만 추구하였다. "여성들조차도 자신의 삶에만 집중하는 법을 배웠다."

투키디데스와 보카치오의 기록을 통해 오늘날 치명적인 팬데믹이 우리 사회를 어떻게 황폐화하는지 추측할 수 있다. '사람들이 공황에 빠질 것인가? 법과 사회 규범이 유명무실해질 것인가? 의료 체계가 붕괴할 것인가? 평범한 사람들이 사랑하는 이의 곁에 남을 것인가, 아니면 저버릴 것인가? 역병이 발생하면 우리가 소중히 여기는 것에 대한 헌신이 얼마나 보잘것없는지 밝혀질 것인가?'

옆 페이지: 《데카메론》, 젊은 여성 7명과 젊은 남성 3명이 차례로 이야기한 내용으로 구성되어 있다.

위: 흑사병과 관련된 《데카메론》의 한 장면

다음 페이지: 흑사병 발생 당시 보카치오가 살았던 플로렌스(1348)

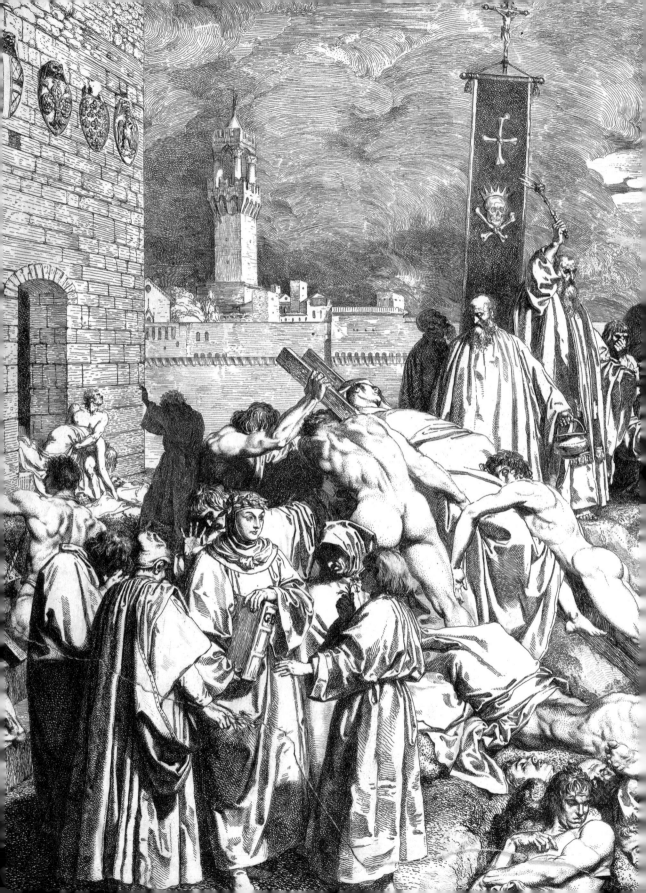

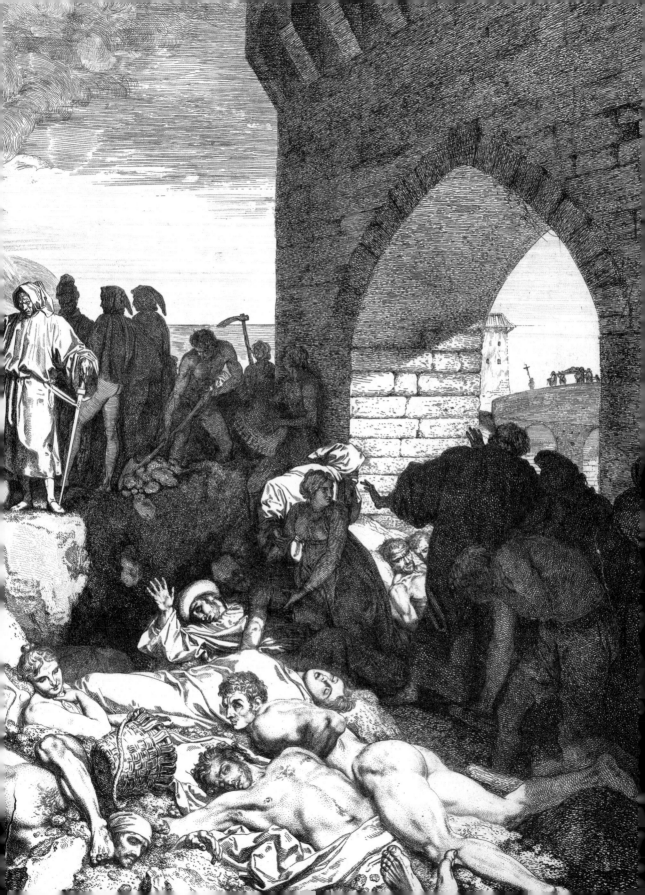

9

스페인의 아스텍 정복

약 500년 전인 1519년 2월, 스페인의 에르난 코르테스Hernán Cortés는 쿠바를 떠나 멕시코 내륙을 탐험하고 아스텍Aztec 문명을 식민지로 만들었다. 그로부터 불과 2년 만에 아스텍의 통치자 몬테수마Montezuma가 사망했고, 수도 테노치티틀란Tenochtitlan이 함락되었다. 코르테스는 아스텍이 스페인의 영토임을 선언했다. 아스텍 정복에 스페인의 무기와 전술이 중요한 역할을 했지만, 그보다 큰 기여를 한 것은 유럽에서 번진 감염병이었다.

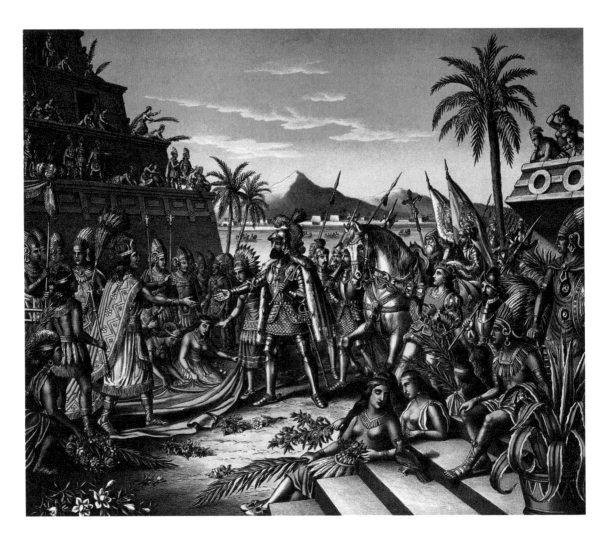

코르테스는 스페인을 도와 쿠바를 점령한 후 멕시코 내륙으로 원정을 떠났다. 멕시코에 도착했을 때 그는 후퇴할 마음을 갖지 않도록 자신의 원정대가 타고 온 배를 모두 침몰시켰다.

코르테스는 부하 500명과 멕시코 내륙으로 향했다. 이 지역은 당시 인구 약 1,600만의 왕국으로, 고대 아스텍문명의 발상지였다. 아스텍인들은 면적이 20만km^2에 달했던 텍스코코 호Lake Texcoco 위에 정복과 조공을 토대로 거대한 섬 도시 테노치티틀란을 건설했다.

코르테스는 아스텍과 사이가 좋지 않았던 여러 주변국과 손을 잡았다. 수적으로 열세였으나 코르테스는 소규모 군대를 이끌고 테노치티틀란으로 진격했다. 황제 몬테수마는 직접 나와 코르테스를 영접했으나, 코르테스는 몬테수마를 포로로 잡았다.

그로부터 2년 후 1521년 8월, 코르테스는 아스텍 수도를 정복했다. 이 전투에서 그가 승리할 수 있었던 것은 그의 부대가 유럽에서 자신도 모르게 옮겨온 세균 때문이었다.

코르테스는 지략이 뛰어난 전술가였지만, 스페인군과 원주민 동맹으로 이루어진 겨우 1,000명가량의 병력으로 약 20만 인구의 거대 도시를 무너뜨릴 수는 없었을 것이기 때문이다. 천연두가 멕시코 연안에서 본토로 퍼지며, 1520년 테노치티틀란의 수많은 주민이 떼죽음을 당했고 1년 만에 인구 40%가 감소했다.

천연두가 세상을 변화하다

천연두는 바이러스 흡입으로 유발된다. 초기 증상으로 열, 구토, 발진이 나타난다. 피부 발진이 난 곳은 물집으로 덮이며 딱지가 생겼고, 이후 딱지가 떨어지면서 흉터가 남았다. 치사율은 약 30%이며, 천연두를 앓고 살아남더라도 그중 약 30%는 실명했다.

천연두는 고대 이집트, 인도, 중국에서 발생했다. 수 세기 동안 사람들에게 감염되었고, 11세기 십자군 전쟁 중 유럽으로 퍼졌다. 이후 유럽인들이 다른 대륙을 탐험하고 식민지화하면서 천연두가 전 세계로 퍼졌다.

아스텍인을 포함한 아메리카 원주민은 이전에 천연두 바이러스에 노출된 적이 없었다. 면역력이 형성되지 않았으므로 천연두에 속수무책이었다. 효과적인 항바이러스 요법도

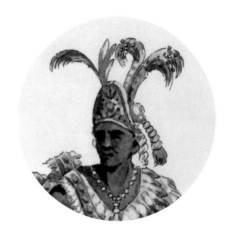

위: 아스텍 왕국의 마지막 황제 몬테수마, 18세기 작품
옆 페이지: 1519년 몬테수마와 코르테스의 첫 만남을 보여주는 석판화, 19세기 작품

없었다.

한 감염자는 감염병을 회상하면서 다음과 같이 말했다. "감염병이 70일 동안 도시 곳곳을 강타했고 수많은 사람이 죽었다. 얼굴, 가슴, 배를 포함하여 머리부터 발끝까지 종기가 생겼고 매우 고통스러웠다." 코르테스와 함께 왔던 프란체스코회 수도승은 당시 상황을 다음과 같이 설명했다.

> 인디언들은 치료법을 몰랐다. 엄청난 사망자가 발생했다. 사방에서 사람이 죽어 나갔다. 많은 사람이 집에서 병을 앓다 죽었다. 그 많은 시체를 다 묻을 수 없어 그냥 집을 허물어 무덤으로 만들었다.

천연두는 아스텍인에게 큰 피해를 입혔다. 사망자가 많이 발생했는데, 특히 영유아가 많이 죽었다. 사람들은 무력해졌다. 본인이 아프거나, 아픈 친지나 이웃을 돌보거나, 주변 사람들이 병으로 죽어가는 것을 보며 스페인군에 저항하려는 의지를 잃었다. 농작물을 더 이상 돌볼 수 없게 되면서 기근이 널리 퍼졌고, 이로 인해 사람들의 면역력은 더욱 약해졌다.

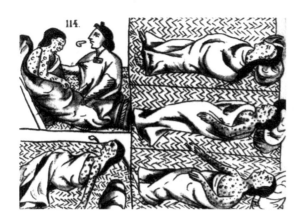

더 많은 피해자

유럽에서 건너온 감염병으로 고통받은 원주민은 아스텍인만이 아니었다. 북아메리카 원주민, 마야 문명과 잉카 문명도 천연두로 거의 사라지게 되었다. 홍역과 유행성 이하선염 등 유럽에서 건너온 다른 질병도 원주민 사이에 퍼져 신대륙 원주민 전체 인구 중 90% 이상이 몰살됐다. 최근 조사에 따르면 오늘날 애완동물 주인에게서 발견되는 살모넬라균 같은 여러 감염원이 추가로 감염병을 일으켰을 수도 있었다.

천연두로 사람들이 정상적인 생활이 불가능해질 뿐만 아니라 사망에 이르기까지 한다는 점은 생물학전의 매력적인 요인이었다. 18세기 영국은 의도적으로 아메리카 원주민들을 감염시키려 했다. 한 사령관은 기록에서 "천연두 치료 병원에서 가져온 담요 두 개와 손수건 한 장을 원주민들에게 나누어주었다. 의도하는 결과가 나오기를 바란다"라고 적었다. 제2차 세계대전 중 영국, 미국, 일본, 구소련은 천연두의 생물학적 무기 생산 가능성을 조사했다.

다행히 세계적으로 백신 접종이 성공했다. 마지막 천연두 환자가 보고된 것은 지난 1978년이다. 천연두를 연구하던 여성 사진 기자가 사망했고, 해당 연구를 책임졌던 과학자는 이 때문에 자살했다.

코르테스와 아스텍 제국 충돌을 포함하여 역사적으로 여러 위대한 만남은 무기, 전술, 전략보다 질병이 야기하는 피해와 연관되어 있다. 군사비 지출을 늘려 자국을 보호하려는 국가는 역사를 잘 살펴봐야 한다. 여러 역사를 통틀어서 중요한 사건에 결정적 영향을 미친 것은 질병이었다. 맨눈으로 볼 수 없을 만큼 작은 미생물이 가장 강력한 전쟁 무기를 무력화할 수 있는 것이다.

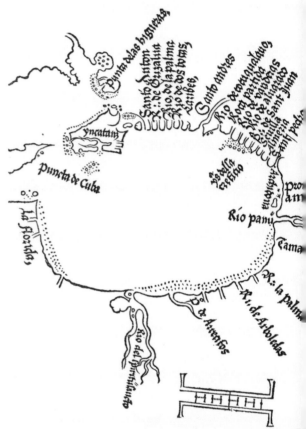

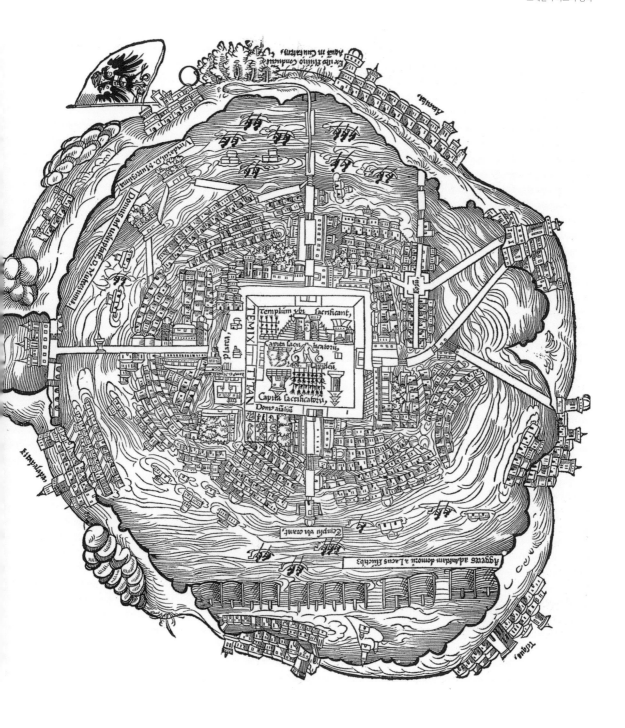

옆 페이지: 유럽발 천연두에 면역력이 없던 아스텍인들은 속수무책으로
무너졌다.

위: 멕시코 수도 테노치티틀란의 지도

천연두로 인한 사망 패턴

10년 단위로 본 국가별 천연두 종식

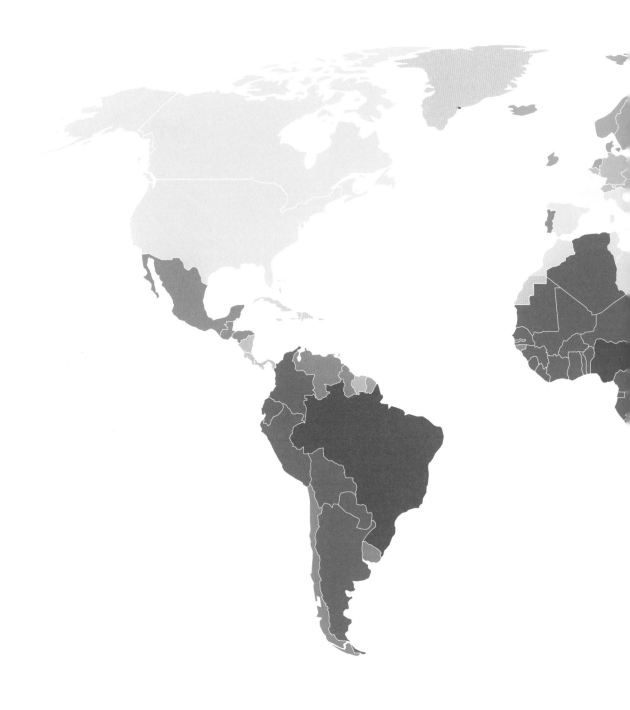

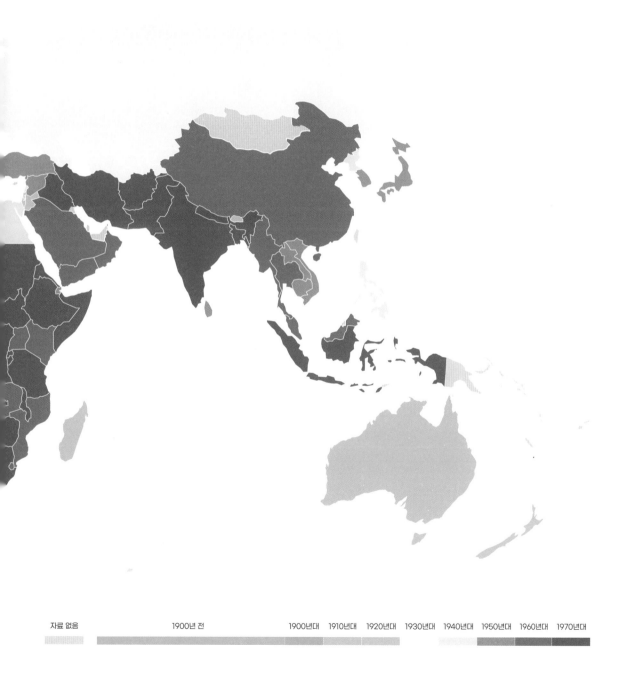

자료 없음　　　1900년 전　　　1900년대　1910년대　1920년대　1930년대　1940년대　1950년대　1960년대　1970년대

10

처음으로 미생물을 보다: 레벤후크

미생물이라는 단어는 '작은'과 '생명'을 의미하는 두 가지 그리스어에서 유래했다. 인류 역사에서 감염병 원인으로 미생물을 생각하는 것은 사실상 불가능했다. 맨눈으로 볼 수 없을 만큼 작은 생명체가 존재한다는 사실을 아무도 몰랐기 때문이다. 사람들은 물이 변색되거나 얇은 막이 생기는 현상, 식품이 부패하거나 죽은 생물체에서 나는 악취가 영향을 미친다는 것을 알고는 있었지만, 그것이 정확히 무엇인지는 몰랐다.

초기 현미경

현미경의 발명과 발전은 현미경이나 미생물학이 아닌 감염병을 이해하는 데 중요한 대목이었다. 안타깝게도 현미경을 발명한 사람이 누군지는 알 수 없다. 고대 그리스인은 사물을 물방울로 비추면 확대되어 보인다는 것을 알았고, 중세 안경 제조사들은 렌즈로 물체를 확대해서 볼 수 있음을 알았다. 1600년대 초반은 네덜란드와 이탈리아의 렌즈 제조사들에게 혁신의 시기였다.

1610년경 갈릴레오Galileo(1564~1642)는 자신의 망원경으로 곤충을 확대해서 볼 수 있다는 것을 알게 되었다. 10년 후, 그는 오목렌즈와 볼록렌즈를 조합하여 배율이 더 높은 복합망원경을 사용했다. 1620년대 중반 그와 뜻을 같이 한 동료들은 '작은 것을 보다'라는 그리스어에 착안하여 현미경이라는 용어를 만들었다.

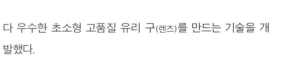

위: 갈릴레오는 렌즈로 멀리 있는 물체를 보았다.

오른쪽: 레벤후크는 렌즈로 매우 작은 물체를 보았다.

옆 페이지: 로버트 훅의 《마이크로그라피아》에 실린 이미지

미생물학의 아버지

생물학적 관점에서 가장 중요한 초기 현미경 사용자는 '미생물학의 아버지'라 불리는 네덜란드 델프트Delft 출신 포목상 안토니 반 레벤후크Antonie van Leeuwenhoek다. 레벤후크는 1632년 태생으로 화가 요하네스 베르메르Johannes Vermeer와 동시대 인물이었다. 직물을 판매하던 레벤후크는 현미경으로 직물의 품질을 검사했다. 그는 직물을 더 자세히 보고자 당시 렌즈보다 우수한 초소형 고품질 유리 구(렌즈)를 만드는 기술을 개발했다.

레벤후크는 수백 개 렌즈를 만들고, 수십 개의 단일 렌즈 현미경을 만들었다. 그 가운데 9개는 여전히 존재한다. 현재 성능이 가장 좋은 현미경은 물체를 300배까지 확대할 수 있

> ❝ 레벤후크는 처음으로
> 단일세포 유기체의 존재를 보고했지만,
> 왕립학회는 처음에 이를 믿지 않았다.

는데, 일각에선 그가 만든 다른 현미경이 이보다 성능이 더 좋았을 것으로 보고 있다. 레벤후크는 자신의 현미경 제작 기법을 전승하지 않았다. 놀랍게도 그 시대의 다른 현미경 학자들은 햇빛으로 표본을 비추었다.

레벤후크는 과학 교육을 받은 적이 없는 평범한 장인이자 사업가였다. 처음에는 자신이 현미경으로 관찰한 것을 알리지 않았다. 그의 현미경이 런던왕립학회Royal Society의 주목을 받으면서 그는 마침내 편지로 자신이 발견한 것을 보고하기 시작했다. 레벤후크는 처음으로 단일세포 유기체의 존재를 보고했지만, 왕립학회는 처음에 이를 믿지 않았다.

'세포'라는 용어는 동시대를 살았던 영국의 로버트 훅 Robert Hooke(1635~1703)이 처음 고안했지만, 레벤후크는 수많은 생물학적 개체를 최초로 시각화한 인물로 평가된다. 이러한 개체로는 정자 및 현재 가장 중요한 화두인 박테리아 등이 있는데, 그는 박테리아를 작은 동물이란 의미의 '극미동물animalcules'이라고 불렀다. 그는 표본이 더 잘 보이도록 샤프란으로 표본을 염색한 최초의 인물이다.

레벤후크는 1676년 편지에 자신이 발견한 것에 대해 다음과 같이 썼다.

은 뱀장어 같기도 하고 벌레 같기도 하다… 물속에 서로 엉켜 꿈틀대는 모습을 직접 눈으로 보는 듯하다. 뱀장어처럼 생긴 것들이 떼지어 다닌다. 물 전체가 수많은 미세 동물과 함께 살아 있는 것 같다. 이는 내가 자연에서 발견한 가장 놀라운 광경이자, 개인적으로 가장 즐거운 장면이다. 작은 물방울 하나에 수천 개의 살아 있는

생명체가 있다니. 모두 무리 지어 있지만, 각기 다르게 움직인다.

주요 업적

레벤후크는 정식 과학 교육을 받지 못했지만 훗날 로버트 훅, 로버트 보일Robert Boyle(최초 현대 과학자, 1627~1691) 및 크리스토퍼 렌Christopher Wren(영국 건축가, 런던 세인트 폴 대성당 재건, 1632~1723)과 같은 저명한 자연 철학자들과 함께 왕립학회 정회원으로 선

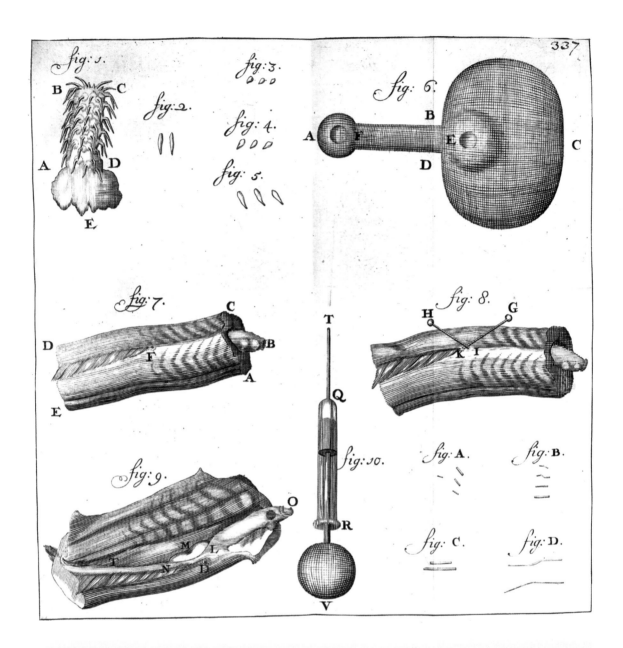

충만했던 삶

레벤후크는 90세에 사망했다. 그는 자신이 평생 이룬 업적과 그것이 가능했던 동기를 다음과 같이 적었다.

"내가 오랫동안 연구한 것은 오늘날 나에게 주어진 영광을 위한 것이 아니다. 나는 그저 새로운 것을 알고자 했다. 그러한 바람이 그 누구보다 강했을 뿐이다. 놀라운 사실을 발견할 때마다, 다른 뛰어난 사람들이 그것을 알 수 있도록 기록해두는 것이 내가 할 일이라고 생각했다."

출되었다. 하지만 그가 학회에 참석한 적은 없었다. 현재 암스테르담에 그의 이름을 딴 암 병원이 설립되어 있으며, 메달과 강의로 그를 기념하고 있다.

전자현미경

레벤후크의 현미경 발명 이후 현미경 검사법이 발전하고 정교화되었다. 광학현미경 검사법에서 가시광선 파장(400~700nm)으로 표본을 최대 500~1,500배까지 확대할 수 있게 되었다. 20세기에는 전자현미경이 도입되었다. 약 1나노미터(nm)의 전자 파장으로 확대 배율이 1만 6,000~100만 배가량 증가했다.

전자현미경은 광학현미경보다 훨씬 강력하지만 단점이 있다. 예를 들어 레벤후크가 사용했던 광학현미경과 달리 전자현미경은 죽은 유기체와 조직만 시각화할 수 있다. 그래도 장점으로 전자현미경으로는 세포소기관같이 훨씬 작은 구조를 정교하게 볼 수 있다. 대부분 바이러스도 시각화할 수 있는데, 이는 미생물학 분야가 발전하는 주요한 계기가 되었다.

현재 현미경은 과학, 특히 미생물학에서 여전히 중요한 역할을 한다. 우리는 어떤 것을 볼 수 있을 때 그것을 안다고 말한다. 현미경의 발명과 정교화로 이전에는 몰랐던 생명으로 가득한 새로운 차원을 보고 알게 되었다. 미생물이 존재한다는 것을 알게 되면서 건강과 질병에서 미생물의 역할을 조사할 수 있게 되었다.

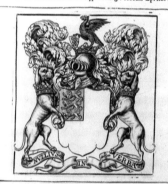

MICROGRAPHIA:
OR SOME
Physiological Descriptions
OF
MINUTE BODIES
MADE BY
MAGNIFYING GLASSES.
WITH
OBSERVATIONS and INQUIRIES thereupon.

By R. HOOKE, Fellow of the ROYAL SOCIETY.

Non poßis oculo quantum contendere Linceus,
Non tamen idcirco contemnas Lippus inungi. Horat. Ep. lib. 1.

LONDON, Printed by Jo. Martyn, and Ja. Alleſtry, Printers to the ROYAL SOCIETY, and are to be ſold at their Shop at the Bell in St. Paul's Church-yard. M DC LX V.

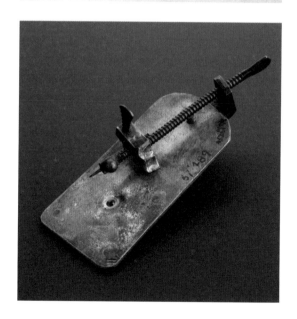

옆 페이지: 레벤후크가 관찰한 박테리아
오른쪽, 위에서부터: 미생물학의 최대 업적인 로버트 훅의 《마이크로그라피아》 | 레벤후크가 사용했던 기기

11

천연두 접종과 미국 건국

워싱턴과 천연두

조지 워싱턴George Washington (1732~1799)은 미국 독립전쟁 당시 대륙군 총사령관이자 미국 제1대 대통령이다. 그는 어린 시절 천연두에 걸렸다가 회복했다. 그 경험은 접종의 역사 및 세계 역사에서 접종의 역할에 중요한 시사점을 제공했다. 워싱턴은 부유한 가정에서 태어났다. 형제는 8명이고 그중 3명은 아버지의 첫 번째 결혼에서 태어난 이복형제였다. 이복형 가운데 한 명인 로렌스Lawrence는 그보다 나이가 12살 많았으며 지금의 마운트 버넌Mount Vernon (미국 초대 대통령 조지 워싱턴의 농원 저택-역자)을 상속받았다.

로렌스는 결핵을 앓고 있었다. 의사들은 결핵 치료를 위해 기후가 따뜻한 지역에서 요양하도록 당부했다. 당시 19세였던 워싱턴은 항상 자신을 잘 이끌어줬던 이복형 로렌스를 따라 카리브해의 바베이도스Barbados로 떠났다. 그가 처음이자 마지막으로 대륙을 떠나 방문한 곳이었다. 그곳에서 워싱턴은 고열과 심한 두통을 앓았다. 천연두에 걸린 것이었다.

워싱턴의 증상은 경미했지만 25일 동안 바깥 출입을 하지 못했다. 워싱턴은 다행히 회복했으며, 일주일 후 버지니아로 돌아갔다. 로렌스는 건강이 나아지기를 바라며 버뮤다Bermuda로 갔으나 병세가 악화되어 1년이 채 안 되어 사망했다. 그의 아내와 어린 딸이 재산을 상속받았으나 둘 다 2년 후 사망하면서 워싱턴이 마운트 버넌을 상속받았다.

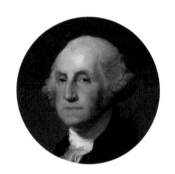

> 워싱턴은 바베이도스에서 천연두에 걸렸으나, 면역력이라는 큰 선물을 받았다.

위: 조지 워싱턴, 천연두 초기 면역력이 생겼다.

오른쪽: 조지 워싱턴의 이복형제인 로렌스, 결핵 환자였다.

옆 페이지: 사람들을 죽음으로 몰아넣던 역병을 묘사한 삽화

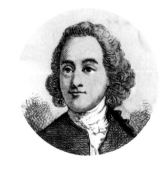

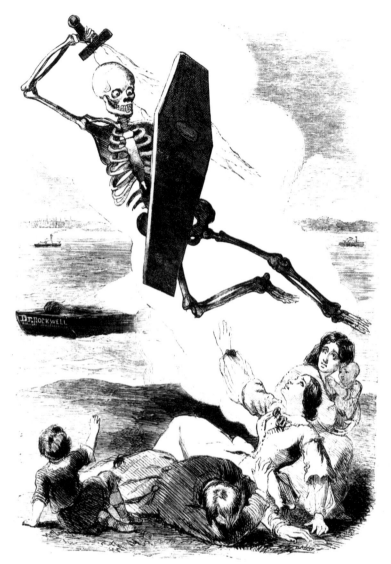

THE QUARANTINE QUESTION.

DEATH, RISING FROM THE IRON SCOW, AND SCATTERING PESTILENCE AMONG THE PEOPLE.

워싱턴은 바베이도스에서 천연두에 걸렸으나, 면역력이라는 큰 선물을 받았다.

독립전쟁

그 선물은 몇 년 후 워싱턴이 독립전쟁에서 대륙군 총사령관으로 활동할 때 진가를 발휘했다. 대부분 식민지가 인구 밀도가 낮은 외지에 있어서 천연두 발생률이 낮았고, 보스턴과 필라델피아 같은 도시에서만 감염병이 발병했다. 그러나 미군이 주둔하며 인구 밀도가 높아져 감염병 발생에 유리한 조건이 형성되었다. 이미 병에 걸렸던 유럽군은 천연두에 면역력이 있었다.

1775년 가을 보스턴에서 천연두가 발생했다. 일각에선 영국군이 감염자들을 도시로 보내 감염병을 퍼뜨린 것이라고 생각했다. 6월 대륙군 지휘를 맡은 워싱턴은 질병 전파를 막

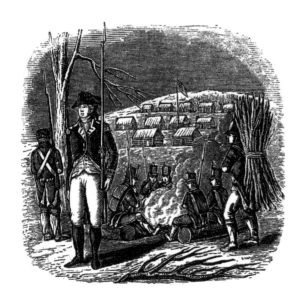

부대와 미국 대의를 파멸할 수 있기 때문에 군사력을 보호해야 한다는 것을 알고 있었다.

워싱턴은 군대 주둔지에 천연두가 들불처럼 번질 것을 염려하여 적극적인 검역 조치를 취했다. 말라리아 및 디프테리아 환자와 함께 천연두에 감염된 군인들은 막사가 있는 훈련소에서 멀리 떨어진 병원에 격리되었다. 자신도 모르게 신세계New World (과거 남북 아메리카를 일컬음-역자) 공중 보건 체계의 토대를 마련한 것이다.

대륙회의Continental Congress에서 자신이 '가장 위험한 적에 대항하여 최대한의 경계 태세'를 취하고 있음을 입증한 후, 워싱턴은 1777년 1월 천연두에 걸리지 않은 군인과 신병을 접종했다. 그리고 다음과 같이 적었다. "필요한 것을 승인하고 조치도 이뤄져야 한다. 적군의 무기보다 더 두려운 것은 감염병이 군대에 퍼지는 것이다."

전쟁 이야기는 보통 군사 전략이나 전투 결과에 대한 것이지만, 워싱턴의 이러한 결정은 그 어떤 전략보다 최종 승리에서 중요한 역할을 했다. 대륙군 사망자 가운데 약 90%는 부상이 아닌 감염병으로 사망했기 때문이다.

워싱턴이 실시한 병력 접종은 세계 역사상 최초의 대규모 군사 접종이었다. 워싱턴은 자신이 내린 결정의 위험성을 알고 있었기에 해당 계획뿐만 아니라 그와 관련된 모든 소통을 기밀로 유지했다. 워싱턴은 접종으로 군대의 면역력을 확보할 수 있었고, 입대하면 천연두에 걸릴 것을 두려워한 신병들의 두려움도 해소할 수 있었다.

1775~1782년 여러 식민지에 천연두가 발병하면서 북미 대륙 전역에 빠르게 퍼졌다. 영국군의 속박에서 벗어나고자 했던 수많은 아메리카 원주민과 노예가 천연두로 사망했다. 그들은 이전에 천연두에 노출된 적이 없었다. 일부 지역에서는 원주민 전체 인구의 3분의 1이 천연두로 사망했다.

다른 지도자들도 접종 여부를 결정해야만 했다. 제2대 대통령 존 애덤스John Adams는 비교적 빠른 시기인 1764년에 접종을 결정했다. 그는 자신의 아내 애비

기 위해 영국군을 피해 도망온 이들이 미군 훈련소에 들어오는 것을 금지했다. 워싱턴은 친구에게 보낸 편지에 '우리가 이 훈련소와 전국에 퍼지고 있는 천연두를 피한다면 기적일 것'이라고 썼다.

이듬해 영국군이 보스턴을 떠난 후, 그는 천연두에서 살아남아 면역력이 형성된 군대를 보스턴으로 보내 도시를 점령했다. 다음 해 감염병이 보스턴과 필라델피아에서 발생했다. 워싱턴은 천연두가 어떤 전투 전략이나 전술보다 전쟁 결과에 영향을 미칠 것임을 알고 있었다. 그는 접종 효과를 알고 있었기에 버지니아에 있는 자신의 노예들을 주기적으로 접종시켰다.

접종

건강한 사람의 피부에 칼로 작은 상처를 낸 후 경증 천연두 환자의 고름을 긁어내 얻은 물질을 밀어 넣는 방법으로 접종이 이루어졌다. 접종을 받은 사람은 가볍게 천연두를 앓았다. 이는 인두법variolation으로 알려져 있다. 베리올라Variol 바이러스는 천연두 원인균이다. 에드워드 제너Edward Jenner의 우두 접종법은 '백신 접종vaccination'으로 알려졌고, 이후 백신 접종은 예방 접종과 동의어가 되었다.

워싱턴은 접종 효과를 알고 있었지만, 1776년 5월 부대에 접종 금지 명령을 내렸다. 그해 여름 전투가 재개될 것이어서 병력을 무력화할 수 없었기 때문이다. 그는 감염병이 자신의

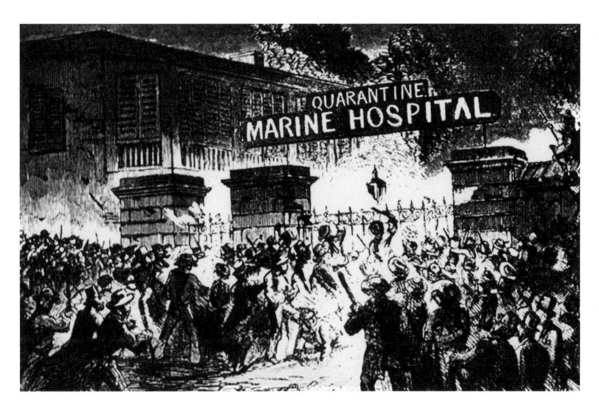

게일Abigail에게 다음과 같이 접종 절차를 설명했다.

> 의사가 란셋으로 피부를 0.5cm가량 절개한 후 피가 보이면 (감염된) 고름 물질을 0.5cm 정도 밀어 넣었어요… 나는 접종이 결코 단순한 문제라고 생각하지 않아요. 오랜 시간 금식해야 하고 접종 후 두 번이나 심한 구토를 하게 돼요… 3주간의 자택 격리도 해야 해요. 결코 간단한 문제가 아니에요.

하지만 모두가 같은 선택을 한 것은 아니다. 1736년 건국자들 가운데 가장 기량이 뛰어났던 벤저민 프랭클린Benjamin Franklin은 아들 프란시스Francis에게 천연두를 접종하지 않기로 결정했다. 그는 이후 자신의 이러한 결정을 후회하며 다음과 같이 적었다.

> 1736년, 착한 아들이 천연두로 사망했다. 불과 4살이었다. 아이에게 접종하지 않은 것을 오랫동안 후회했으며, 아직도 나 자신을 원망한다. 접종하지 않는 부모에게 이 말을 전하고 싶다. 아이가 접종을 받지 않아 병에 걸려 죽게 된다면, 절대 자신을 용서해서는 안 된다. 나를 보면 알 수 있다. 어떤 식으로든 후회는 있기 마련이다. 따라서 더 안전한 쪽을 택해야 한다.

옆 페이지, 위에서부터: 겨울 뉴저지 대륙군 야영지의 워싱턴 | 벤저민 프랭클린, 아들에게 천연두를 접종하지 않았다.

위: 1858년부터 뉴욕 검역병원은 이민자들을 대상으로 한 첫 번째 방어선이었다.

12

감염병 시대의 영웅 의사: 벤저민 러시

벤저민 러시Benjamin Rush(1746~1813)는 미국 역사상 가장 위대한 의사이자 공무원이다. 프린스턴대학교 최연소 졸업생이자, 미국 최초 화학 교과서 저자이며, 최연소 미국 독립선언서 서명인이다. 미국 조폐국에서 회계담당으로 근무했으며, '미국 정신의학의 아버지Father of American Psychiatry'라 불린다. 디킨스대학Dickinson College의 설립자였고, 그의 뜻을 기려 시카고 러시 메디컬대학Rush Medical College이 설립되었다. 존 애덤스John Adams와 토머스 제퍼슨Thomas Jefferson이 사이가 안 좋았을 때 두 사람을 화해시킨 인물이기도 하다. 그가 활발히 활동하던 1793년, 미국 수도를 강타하며 미국 역사상 최악의 감염병으로 일컬어지는 황열병이 발생했다. 이에 대한 그의 반응은 현재에도 주목할 가치가 있다.

의사로서의 배경과 업적

러시는 필라델피아의 한 마을에서 7형제 중 넷째로 태어났다. 아버지는 그가 5살 때 돌아가셨다. 러시는 14살에 현재의 프린스턴대학교를 졸업하고, 에든버러대학교에서 의학을 전공했다. 이후 유럽을 여행하며 여러 나라의 외국어를 배워 유창하게 구사했다. 1769년 귀국 후 의료계에 종사했고, 현재의 펜실베이니아대학교에서 화학 교수로 재직하며 미국 최초의 화학 교과서를 집필했다. 대륙회의 선출 대표였던 그는 미국 독립을 강력히 지지했으며, 토머스 페인Thomas Paine이 《상식》을 집필하도록 도왔다. 그는 독립선언서에 서명했다.

독립전쟁 중 러시는 대륙군 군의관으로 복무하며 군인의 건강 증진을 위해 다양한 노력을 기울였다. 종전 후 펜실베이니아병원Pennsylvania Hospital에 근무하며 펜실베이니아대학교에서 화학 교수로 복직했다. 토머스 제퍼슨Thomas Jefferson이 메리웨더 루이스Meriwether Lewis 대위와 윌리엄 클라크William Clark 중령에게 국토 탐험을 의뢰했을 때, 의료 훈련과 용품을 지원하기도 했

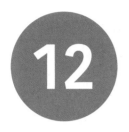

다. 러시는 흑인이 백인보다 선천적으로 열등하다는 주장에 반대하는 노예제 강경 폐지론자였으며, 사형제도에 반대했고, 여성 교육을 장려했다.

러시는 정신건강 부문에서도 당시 일반적 입장보다 훨씬 진보적인 자세로 한발 앞서 있었다. 그는 1812년 《정신병에 대한 의학적 조사와 관찰Medical Inquiries and Observations Upon the Diseases of the Mind》을 출간했다. 또한 정신질환 환자들의 입원 상태를 개탄하며, 인도적인 치료가 이루어질 수 있도록 여러 활동을 펼쳤다. 정신질환 환자들이 원예나 세탁 등의 활동에 참여하도록 했고, 알코올 중독을 질병으로 보는 견해를 지지했다. 제자들은 그의 뜻을 기리며 시카고에 러시 메디컬대학Rush Medical College을 설립했다. 이는 현재 러시 유니버시티 메디컬센터Rush University Medical Center가 되었다. 그는 의견을 달리했던 애덤스와 제퍼슨을 설득하여 서신을 재개하도록 만든 장본인이다.

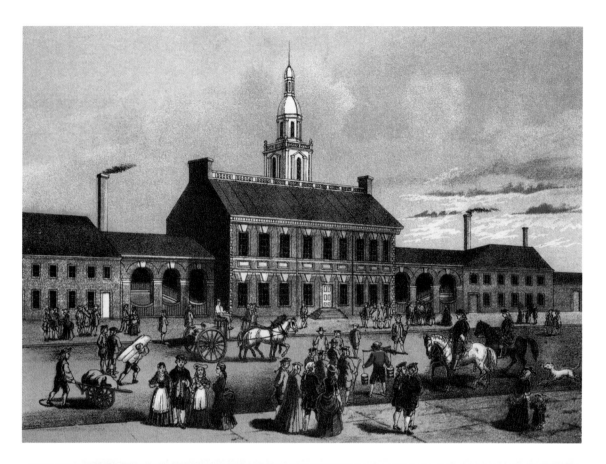

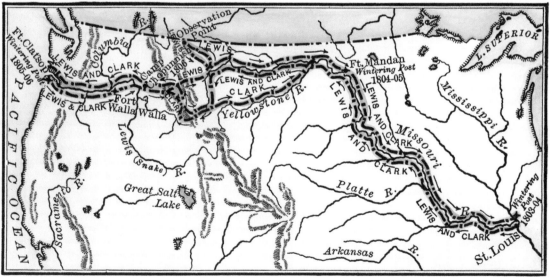

옆 페이지: 벤저민 러시는 황열병 운동을
성공적으로 이끌었다.

위: 필라델피아 독립기념관

아래: 루이스와 클라크의 탐험 경로

**매주 수백 명의 사망자가 발생했고,
국가 지도자를 포함하여
수만 명이 도시를 떠났다.**

황열병

황열병Yellow fever은 감염된 모기로 전파되는 질병으로 RNA 바이러스로 유발된다. 며칠간 잠복기 이후 열, 두통, 식욕 상실 등 경미한 증상이 나타나고 일주일 이내에 회복한다. 그러나 감염자의 약 15%는 열이 다시 발생하며 황달 증세가 나타나는 2차 단계가 진행되는데, 이 단계에서 질병의 이름이 유래했다. 2차 단계에는 눈, 코, 입에서 출혈이 발생하며 혈액성 설사가 동반된다. 2차 단계 환자의 사망률은 50%에 달한다. 살아남은 경우 완전히 회복되며 평생 면역력이 생긴다.

암컷 모기가 감염된 인간이나 영장류를 물면 모기의 위장관 상피 세포에서 바이러스가 복제되기 시작한다. 바이러스는 모기의 침샘에 있다가 모기가 사람이나 영장류를 물 때 전파된다. 모기는 더운 계절에 활동하므로 황열병은 주로 여름에 발생한다. 바이러스가 사람의 혈류에 들어가면 림프기관에서 증식되어 간세포를 감염시킨다. 때때로 면역반응 과잉으로 '사이토카인 폭풍(인체에 바이러스가 침투했을 때 면역 물질인 사이토카인Cytokine이 과다하게 분비되어 정상 세포를 공격하는 현상)'이 발생하여 사망하기도 한다.

황열병이 24회 이상 발생하면서 필라델피아를 비롯하여 서배너, 조지아, 뉴올리언스, 루이지애나, 버지니아주의 노퍽 등 북아메리카 여러 지역에서 감염자가 발생했다. 당시 파나마 운하 건설업자들에게 황열병은 특별한 관심의 대상이었다. 초기 프랑스는 황열병 때문에 운하 건설에 실패했다. 질병 발생으로 2만 2,000명 이상의 사망자가 발생했으며, 그로 인한 사업 실패는 프랑스 금융위기를 야기했다. 이후 미국에서 모기가 감염 매개체임을 파악하고 모기 박멸에 성공하여 운하를 완성했다.

러시와 황열병

1793년 감염병 발생 당시, 필라델피아는 인구 5만 명의 미국 최대 도시이자 미국의 수도였다. 질병이 퍼지며 현재 워싱턴 D.C.로 수도를 이전하기 시작했다. 감염병은 8월에 시작되었고, 이민자 2명이 사망했다. 1762년 황열병 발발을 목격했던 러시는 상황의 심각성을 인식하고 즉시 '전염성이 매우 강하고 치사율이 높은 황열병'이 재발했음을 알렸다. 시민들에게 감염병 확산을 유발할 수 있는 격렬한 운동 등의 활동을 삼가도록 주의사항이 안내되었고, 도시 곳곳을 청소했다.

8월이 지나면서 질병과 싸우던 의사를 포함하여 유명인사들의 사망이 이어졌다. 시민은 불안에 사로잡혔고, 도시는 공황 상태가 되었다. 매주 수백 명의 사망자가 발생했고, 국가 지도자를 포함하여 수만 명이 도시를 떠났다. 당시 도시에 왔던 상인 사무엘 브렉Samuel Breck은 그 장면을 다음과 같이 설명했다.

> 가족과 가정부가 병에 걸려 죽었다. 거의 아무 도움도 받지 못했다. 부자들은 도망갔다. 겁이 없거나 무관심한 사람은 자의로 남았고, 가난한 사람은 필요로 남았다. 주민 수는 절반으로 줄었지만 질병은 갈수록 맹위를 떨쳐 어제까지만 해도 괜찮았던 사람이 오늘 사망하는 일이 부지기수였다. 고열과 함께 심한 발작을 일으켰다. 벌거벗은 환자가 침대에서 거리로, 때로는 강으로 뛰어들어 사망했다. 공포의 마지막 단계는 광기였다.

많은 의사가 도시를 떠났지만 러시는 남았다. 그를 포함하여 누구도 바이러스에 관해 들어본 적이 없었고, 아무도 모

옆 페이지: 황열병 및 다양한 다른 감염성 유기체를 전염시키는 모기

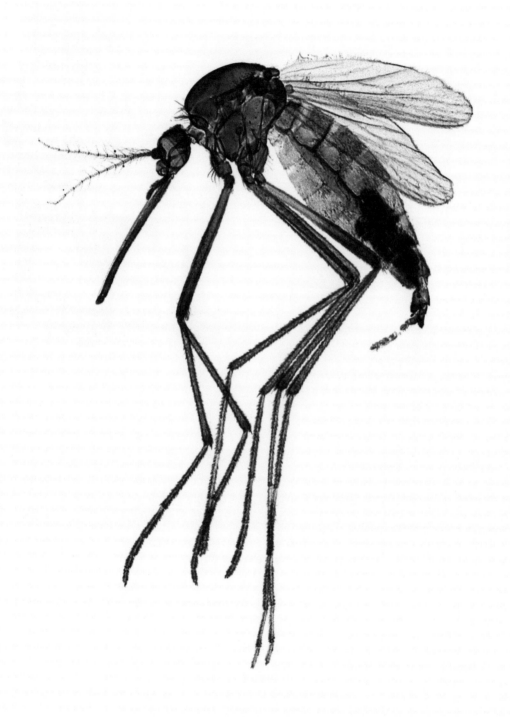

기가 감염 매개체라는 것을 몰랐다. 하지만 러시의 조치는 질병을 통제하는 데 일부 도움이 되었다. 그는 감염병이 유해한 증기와 관련 있을 것이라고 생각하고 이를 차단하고자 했다. 그는 부둣가의 썩은 음식물을 치우고, 하수를 좀 더 위생적으로 처리하도록 했다. 위생 상태도 개선하도록 했다. 러시는 이민자가 감염병을 옮겼다고 비난하는 의견을 저지하며 후손들이 비슷한 고통을 받지 않도록 도시를 청결하게 청소할 것을 당부했다.

체액 이론

체액 병리학을 신봉했던 러시는 열성 질환을 사혈과 하제(설사를 하게 하는 약)로 치료했다. 루이스와 클라크가 국토 원정을 떠날 때 주었던 수은 함유 화합물도 사용했다. 자신의 치료 방식에 대해 다음과 같이 설명했다.

> *맥박이 빠를 때뿐만 아니라 느리고 긴장된 경우에도 사혈이 효과가 있었다. 여러 환자에게서 두 번 사혈을 실시했고, 급성 환자의 경우 네 번 실시했다. 결과는 성공적이었다. 지금 같은 끔찍한 질병을 치료하기 위해서는 대담하게 판단해야 한다. 란셋을 사용할 때 수은과 할라파Jalap(메꽃과 식물로 뿌리는 하제로 사용한다.–역주)를 사용할 때처럼 대담함이 필요하다.*

러시는 가용한 치료법의 한계를 알고 있었다. 하지만 2020년 코로나19 팬데믹 치료를 위해 환자들에게 치료 효과가 과학적으로 입증되지 않은 하이드록시클로로퀸Hydroxychloroquine을 처방하는 것처럼, 그는 아무것도 하지 않는 것보다 무언가 하는 것이 최선이라고 믿었다. 그리고 자신의 말을 스스로 실천했다. 수년 후 자신이 죽어갈 때, 러시는 자신에게 사혈을 해달라고 했다.

원칙주의자

1793년 황열병 발생 당시, 러시의 가장 큰 업적은 아마도 그의 도덕성일 것이다. 많은 의사가 도시를 떠날 때 러시는 "나는 마지막까지 지키기 위해 환자들 곁에 남아 진료를 계속하겠다"고 말하며 도시에 남았다. 자신의 견습생 3명과 여동생

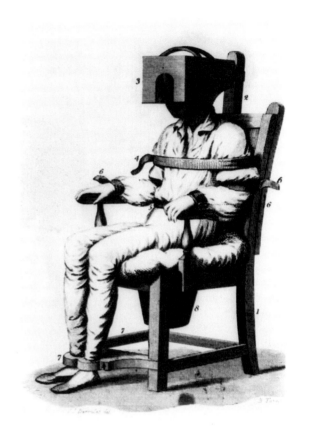

이 황열병에 걸려 사망했을 때도 그의 결심은 흔들리지 않았다. 자신도 병에 걸려 한동안 집 밖으로 나가지 못한 적도 있었다. 하루 100명이 넘는 환자를 진료한 적도 있지만, 러시는 항상 아내에게 자신이 하는 일에 대해 편지를 쓰며 '가엾은 환자'들을 위해 함께 기도해달라고 부탁했다.

방대한 정치 경험을 지니고 인간의 삶을 개선하기 위한 기관의 힘을 믿었던 러시는 기존 조직을 그 대의에 참여시키고자 했고, 새로운 조직을 설립하는 데 중요한 역할을 했다. 그는 매일 도시 외곽 자신의 집에서 황열병 대응을 위해 설립된 새 병원으로 출근하여 주임 의사로 근무했다. 그는 흑인이 황열병에 잘 걸리지 않는다고 생각하고 흑인 여성 간호사로 구성된 그룹을 조직했다. 이후 아내에게 '아프리카 형제African brethren'들이 여러 환자를 돌봐주었다고 말했다. 하지만 안타깝게도 그의 생각은 틀렸다. 흑인이 면역력이 더 강한 것은 아니었다.

사혈과 수은 함유 의약품은 환자를 회복시키는 데 거의 도움이 되지 않았다. 이 때문에 더 빨리 사망한 환자도 있었다. 그럼에도 러시가 영웅으로 추대된 것은 많은 의사가 환자를 저버릴 때 그들의 곁에 남아 돌보았기 때문일 것이다. 판사는 러시에 대해 다음과 같이 썼다. "그는 평범한 사람들에게 훌륭한 의사였다. 그의 용기와 노력은 가치 있는 것이었다." 위생에 관한 러시의 조언으로 감염병 전파 환경이 제거되면서 실질적으로 많은 이점이 되기도 했다.

1793년 황열병에 대한 러시의 대응은 위기와 재난에 직면한 다음 세대 의료 전문가들에게 시사하는 바가 있다. 첫째, 의사는 환자를 돌보기 위해 존재하며, 이를 위해서 때로는 개인적인 위험을 감수해야 한다. 둘째, 의사는 침착하게 업무에 전념함으로써 환자에게 모범이 되어 환자가 내면의 용기를 찾고 자신의 본분을 저버리고 싶은 충동을 이길 수 있도록 도와야 한다. 러시는 재난 상황 해결을 위한 기관의 역할을 잘 알고 있었다. 스스로 전문성을 발휘하고 헌신함으로써 러시는 자신과 주변 사람들에게서 최고의 모습을 이끌어냈다.

> **"** 러시는 가용한 치료법의 한계를 알고 있었다. 하지만 2020년 코로나19 팬데믹 당시에 치료를 위해 환자들에게 입증되지 않은 하이드록시클로로퀸을 처방했던 많은 의사들처럼, 아무것도 하지 않은 것보다 무언가를 하는 것이 최선이라고 믿었다.

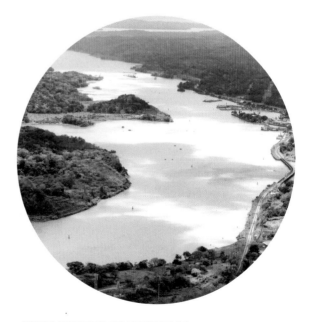

옆 페이지: 정신병 치료를 위해 사용되었던 러시의 진정 의자

위: 황열병은 파나마 운하 건설업자들에게 영향을 미쳤다.

에드워드 제너와 절개

13

에드워드 제너Edward Jenner(1749~1823)는 감염병 확산을 줄이는 가장 성공적인 방법인 백신 접종을 도입한 인물이다. 우리가 잘 알고 있듯이, 전 세계 백신 접종으로 과거 유럽 전체 인구 약 10%의 목숨을 앗아가고 인류에게 가장 두려운 재앙으로 여겨졌던 천연두가 사라졌다.

첫 번째 백신 접종

면역력이 없는 사람에게 질병 물질을 접종(접목)하면 증상이 가볍게 나타난다는 것을 처음 발견한 사람은 제너가 아니었다. 접종은 란셋으로 천연두 환자의 고름에서 채취한 물질을 면역이 형성되지 않은 사람의 피부에 삽입하는 방법으로 이루어졌다. 이렇게 하면 접종 부위에 작은 흉터가 생길 수 있지만 질병이 전파되는 것을 막을 수 있었다.

인두법(작은 반점)으로 알려진 이 방법을 서유럽에 처음 도입한 사람 중 한 명은 메리 몬터규 부인Lady Mary Montague (1689~1762)이었다. 터키 주재 영국 대사의 아내였던 그녀는 터키에서 인두법을 알게 되었다. 빼어난 미모의 소유자였던 메리는 천연두로 흉하게 변했고, 남동생은 천연두로 사망했다.

질병을 예방하기 위해 할 수 있는 모든 것을 하기로 결심한 그녀는 터키에 있는 동안 아들에게 예방 접종을 했고, 영국에 돌아와서는 딸에게도 예방 접종을 했다. 당시 영국에서 접종이 수감자와 고아들을 대상으로 시범적으로 실시되었으며, 그로 인해 효과가 입증되자 왕실 가족 두 명도 접종을 실시하면서 보편적으로 받아들여지게 되었다. 인두법은 곧 유명해졌다. 접종 후 사망률이 10분의 1로 줄어들었기 때문이다. 인두법 접종 환자 가운데 2~3%는 사망했

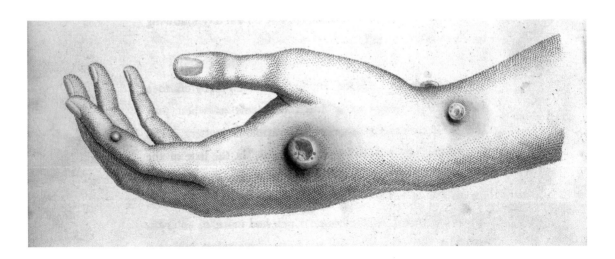

영국의 천연두 사망률, 1800년

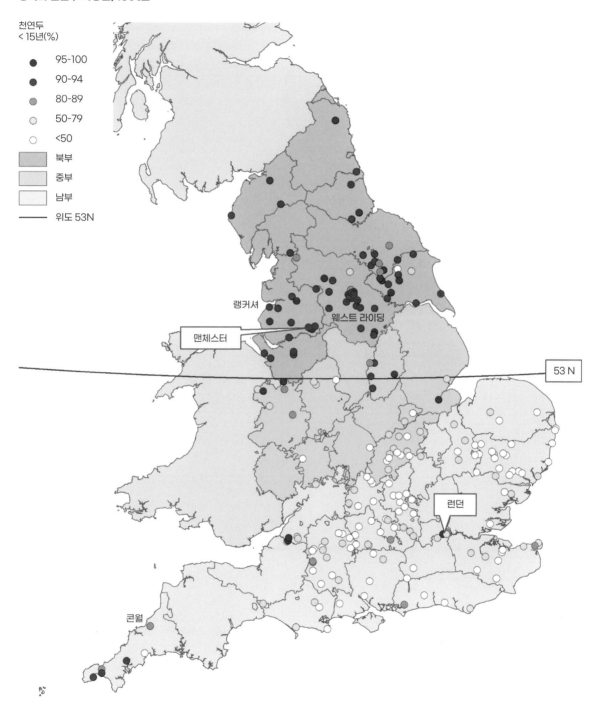

천연두
< 15년(%)

- 95-100
- 90-94
- 80-89
- 50-79
- <50

북부
중부
남부

── 위도 53N

랭커셔
웨스트 라이딩
맨체스터

53 N

런던

콘월

옆 페이지 위: 에드워드 제너는 천연두 백신을 찾기 위해
사라 넴스(Sarah Nelmes)라는 사람의 팔에서 우두 물질을 채취했다.

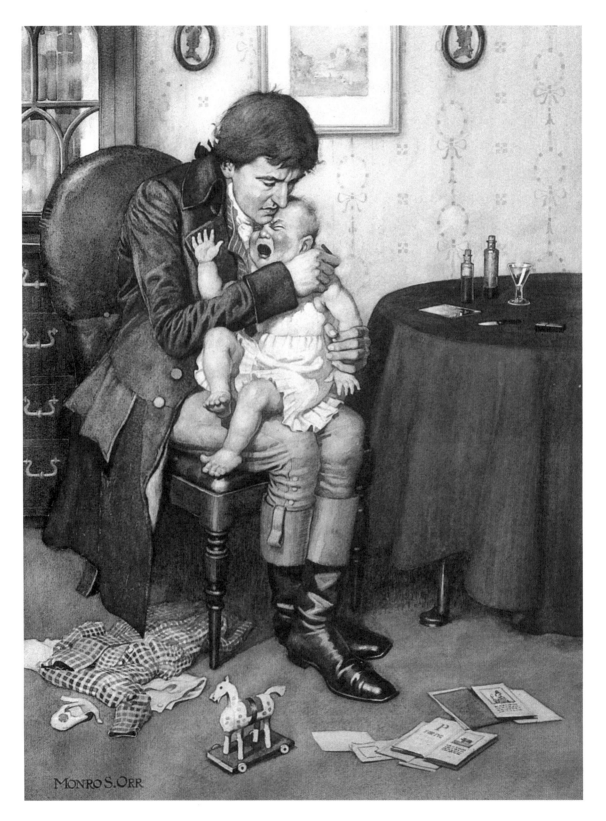

MONRO S. ORR

" 우두에 걸린 사람의 손에서 고름을 긁어 채취한 물질을 아이의 양팔에 접종했다.

으나, 천연두가 대유행 중이어서 위험을 감수할 만한 가치가 있다고 판단했다.

면역력의 원리

9형제 가운데 여덟째인 제너는 어릴 때 천연두 예방 접종을 했다. 5세에 고아가 된 후 형과 함께 살다가 14세에 시골 병원에서 견습했다. 당시 제너는 소젖 짜는 일을 하는 사람들이 우두에 감염되었기 때문에 천연두에 걸리지 않는다는 것을 알게 되었다.

제너는 21세에 견습 과정을 마치고 런던에서 가장 유명한 외과의사였던 존 헌터John Hunter (1728~1793)의 제자가 되었다. 3년 후 그는 시골로 돌아와 개업하여 성공했으며, 1788년 뻐꾸기에 관한 연구로 왕립학회 회원으로 선출되었다.

우두가 천연두 면역성을 키웠다는 점을 근거로, 제너는 우두 환자의 고름에서 얻은 물질로 천연두 면역을 생성할 수 있을 것이라고 추측했다. 이런 생각을 한 것은 제너가 처음이 아니지만, 실제로 시행해 옮긴 사람은 그가 처음이었다.

이름에서 알 수 있듯이, 우두는 사람에게 전염되는 젖소의 질병이다. 주로 젖소의 젖을 짜는 사람의 손과 팔에 감염되는데, 사실 우두는 설치류에서 더 흔하게 발견된다. 우두를 일으키는 우두 바이러스는 천연두 바이러스와 매우 유사하다. 이를 통해 교차 면역이 이루어지는 과정을 알 수 있다.

1796년 제너는 정원사의 아들에게 자신의 가설을 시험했다. 우두에 걸린 사람의 손에서 고름을 채취해 아이의 양팔에 접종한 것이다. 그는 그 과정을 다음과 같이 기록했다.

감염 진행 상황을 잘 관찰하기 위해 8세가량의 건강한 소년에게 우두를 접종했다. 소 젖을 짜는 사람의 손에

난 물집에서 고름을 채취하여 아이의 두 팔 피부 표면을 1cm가량 절개한 후 집어넣었다. 1796년 5월 14일이었다. 7일째 되는 날 아이는 겨드랑이 부위가 불편하다고 했다. 9일째 되는 날 아이는 약간의 오한을 느끼며 식욕을 잃고 가벼운 두통을 호소했다. 이날 하루 종일 몸이 안 좋았고, 약간 침착하지 못한 상태로 밤을 지샜다. 하지만 다음 날 완전히 회복했다.

약 두 달 후, 제너는 접종 효과를 시험하기 위해 아이에게 천연두 물질을 접종했다.

천연두 환자의 고름에서 채취한 물질을 아이에게 다시 접종하여 우두 바이러스로 경미한 병세를 보였던 아이가 천연두로부터 안전한지 확인하기로 했다. 7월 1일, 아이의 양쪽 팔을 약간 절개하여 물질을 집어넣었다. 천연두는 발생하지 않았다. 몇 달 후 다시 접종했으나 아무런 반응이 없었다.

제너의 업적이 특별한 이유는 사람들에게 우두를 접종한 후 다시 천연두를 접종해서 우두가 천연두에 대한 면역력을 생성했음을 입증했기 때문이다. 제너는 다른 수십 명을 대상으로 이를 추가 시험했다.

옆 페이지: 접종 중인 에드워드 제너
위: 메리 몬터규 부인, 서유럽에 접종을 도입한 사람 중 한 명이다.

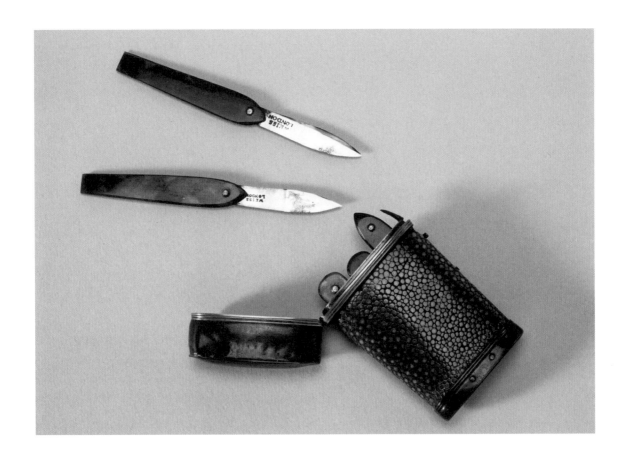

거부와 인정

제너는 발견한 내용을 왕립학회에 보고했지만 출판이 허용
되지 않자, 1798년에 자신이 직접 출판했다. 그는 연구를 계
속했고, 그 후 몇 년 동안 여러 편의 논문을 추가로 발표했다.
그는 다른 의사들에게 우두 물질을 보내 자신의 방식을 따를
수 있도록 했다. 제너의 업적은 빠르게 인정받기 시작했다.

1802년 제너는 의회에서 1만 파운드의 상금을 받았고,
1807년에는 추가로 2만 파운드를 받았다. 그리고 1821년
왕의 주치의로 임명되었다. 1840년 의회는 사람에게 천연두
를 접종하는 인두법을 금지함으로써 제너의 판단이 옳았음
을 공식적으로 인정했다. 이후 우두법은 영국의 공식적인 정
책이 되었다.

제너의 업적은 그 이후에도 계속되어 천연두 백신 개발
로 이루어졌고, 그 덕분에 1979년 세계보건기구WHO는 천연
두 근절을 공식 선포했다. 참고로, '예방 접종vaccination'이라는
단어는 소를 의미하는 라틴어 '바카Vacca'에서 유래했다. 그 단
어 자체로 제너와 천연두에 대한 그의 업적을 기리고 있는 것
이다.

위: 에드워드 제너의 란셋
옆 페이지: 천연두 환자

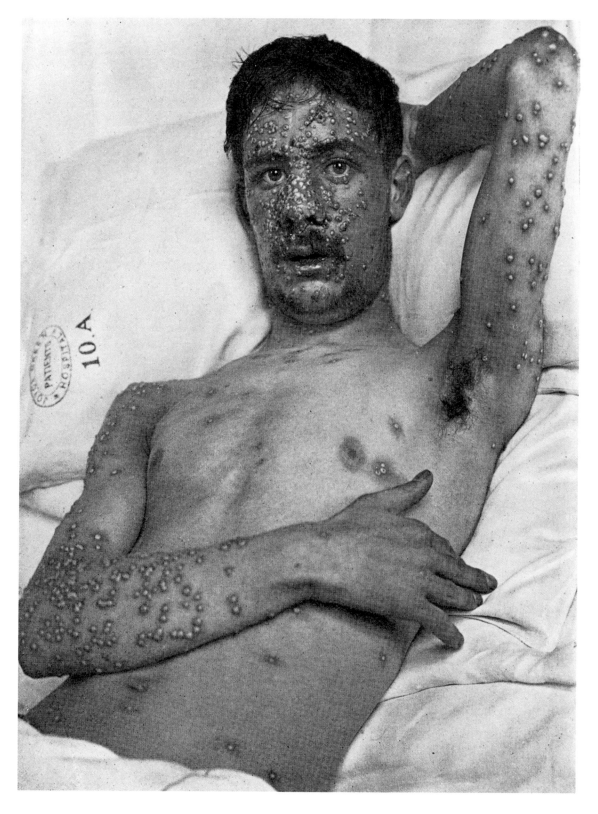

14

결핵, 끈질긴 살인자

포트Pott의 척추 질환 같은 결핵 감염 흔적은 4500년 전 이집트 미라에서도 발견됐다. 그 이후에도 여러 발병 징후와 증상에 대한 기록을 찾을 수 있다. 서기 2세기경 갈렌Galen은 열, 야간 발한, 기침, 피가 섞인 가래 등을 결핵 증상으로 구분했다.

1700년대 초반 의사들은 결핵tuberculosis이 전염성을 지녔다고 생각했다. 19세기 서유럽에서는 결핵으로 인구의 약 4분의 1이 사망했다. 이 기간 동안 결핵이라는 용어가 도입되어 이전 병명인 '갉아먹는 병consumption' 대신 사용되기 시작했다.

결핵은 18~19세기 산업혁명을 계기로 급속도로 번져 나갔다. 산업혁명으로 인구 밀도가 높아지고, 사람이 붐비면서 작업 환경과 주택은 환기가 잘 되지 않는 구조가 되었다. 영양실조 및 열악한 위생 상태도 결핵이 퍼지게 된 요인이었다. 결핵에 걸리면 낯빛이 창백해져서, 이러한 증상을 흑사병에 빗대어 '백사병white plague'이라는 별칭이 붙었다.

현재 전 세계 인구의 약 4분의 1이 결핵에 감염되고, 매년 약 150만 명이 사망한다. 이는 단일 감염성 유기체로 인한 사망 원인 가운데 1위다. 결핵 사망의 95% 이상은 인도, 중국, 인도네시아와 같은 개발도상국에서 발생한다.

원인

결핵 원인균은 미코박테리움 투베르쿨로시스Mycobacterium tuberculosis라는 결핵균으로 1882년 독일의 세균학자 로버트 코흐가 발견했다. 감염된 사람이 기침, 재채기를 하거나 침을 뱉을 때 미생물이 공기를 통해 퍼지고 감염되지 않은 사람이 이를 흡입함으로써 전파된다. 약 90% 경우 폐에 감염되지만, 뇌나 뼈 등 다른 신체 부위에 감염될 수도 있다.

항온 동물에 결핵을 일으키는 결핵균류인 미코박테리아는 특이한 유기체인데, 몇 분이 아닌 몇 시간에 걸쳐 천천히 증식한다. 다른 박테리아보다 외부층 지질 함량이 많고, 박테리아를 포위하고 파괴하는 대식세포에서 소화되지 않는다. 세포 내에서 번식하여 결국 세포를 죽일 수 있는 것이다.

감염 부위는 보통 폐에 국한되고, 흉통과 가래가 동반된 기침 증상이 관찰된다. 시간이 지나면 폐에 흉터가 남을 수 있다. 호흡기 증상과 함께 발열, 피로, 식욕부진이 나타날 수 있으며, 특히 식욕부진은 환자의 체중 감소를 야기하게 된다. 이와 같은 증상 때문에 '소모하다,' '쇠락하다'라는 의미의 그리스어로 병명이 지어졌고, 이후 영어 'consumption'으로 번역되었다.

예후, 진단, 치료

다행히 감염된 환자의 약 90%가 잠복 감염으로 존재한다. 병원체가 존재하지만 증상을 일으키지 않으며, 다른 사람들에게 질병을 전염할 위험이 없는 것이다. 그러나 환자의 면역체계가 약화되면 질병이 재활성화되어 증상이 나타나고, 다른 사람에게 전염된다.

활동성 결핵active tuberculosis은 가래, 체액 또는 조직의 배양 조직에서 유기체가 자랄 때 진단된다. 이 진단법의 단점은 균이 느리게 증식하기 때문에 긍정적인 결과를 얻는 데 수 주가 걸

옆 페이지, 왼쪽 위에서부터 시계방향: 결핵은 전염력이 높다. 백신이 생산되기 전에는 환자를 격리 병동에 격리하고 당시 할 수 있었던 치료를 하는 것 외에는 마땅한 방법이 없었다.

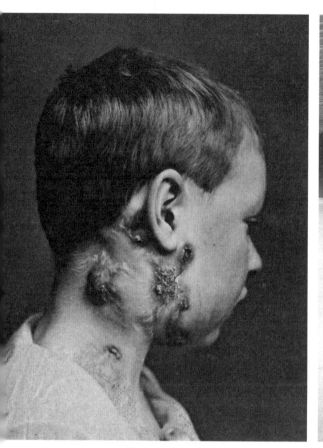
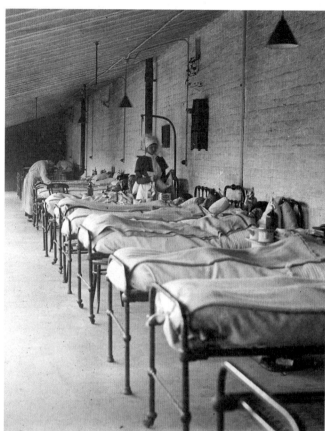
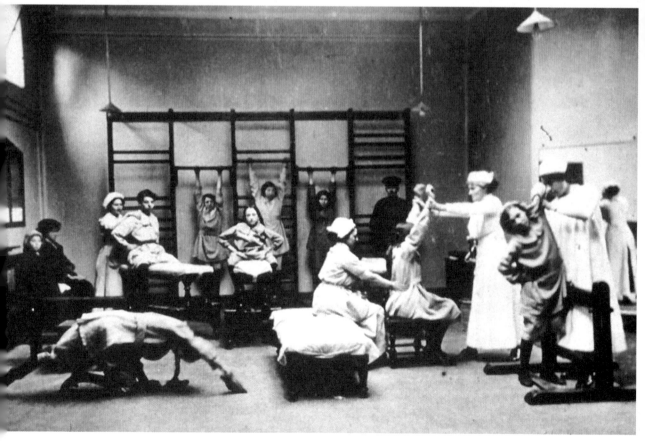

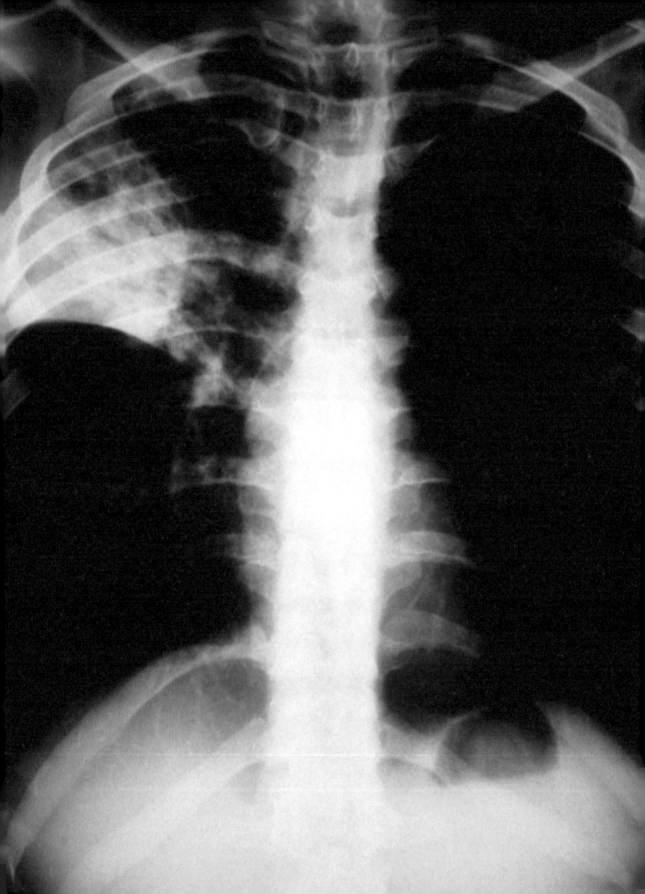

린다는 점이다. 이러한 이유로 많은 경우 최종 진단이 내려지기 전 치료가 시작된다.

전 세계 여러 곳에서 BCG 백신으로 결핵을 예방한다. 100% 효과가 있는 것은 아니지만 감염 가능성을 약 20% 감소하고, 환자 절반 이상에서 잠복 감염이 활성화하는 것을 막을 수 있다. 그러나 BCG 백신을 맞아도 투베르쿨린 피부 반응검사tuberculin skin tests positive가 양성으로 나올 수 있어 현재는 주로 개발도상국에서 접종이 이루어진다.

잠복 결핵 환자의 약 10%만이 활동성 결핵으로 발전하며, 이러한 재활성화는 일반적으로 초기 감염 후 수년 내지 수십 년 후에 발생한다. 그러나 HIV/에이즈 등으로 면역 체계가 손상된 경우 재활성화 위험이 현저히 증가한다. HIV 감염 환자의 경우 활성화 비율은 매년 약 10%씩 상승하고 사망률도 높은 편이다.

결핵 치료는 감염된 환자에게서 결핵균을 없애고, 감염으로 인한 사망을 예방하며, 다른 사람에게 결핵균이 전파되는 것을 막는 것을 목표로 한다. 표준 약물로 첫 두 달 동안 결핵균 대부분이 사멸한다. 하지만 그 증식 속도가 느리고 대식세포 내에서 생존하기 때문에 일부 결핵균의 경우 몸속에 장기간 남아 있을 수 있다. 이 때문에 치료는 종종 6개월 정도 이루어진다.

결핵균이 모두 죽지 않으면 감염이 재발하여 다시 병에 걸리고 다른 사람에게 전파된다. 결핵균을 없애기 위해서는 여러 약물을 한꺼번에 사용해서 내성을 줄여야 한다. 전형적인 약제로는 아이소나이아지드Isoniazid, 리팜핀Rifampin, 피라진아마이드Pyrazinamide, 에탐부톨Ethambutol 4가지가 있다.

결핵은 여러 가지 이유로 효과적인 치료가 어렵다. 증상이 완화된 이후에도 여러 약물을 장기간 복용해야 하며, 추적 관찰이 어려운 가난한 국가에서 주로 발생하기 때문이다. 이 때문에 의료진은 환자의 약물 복용을 직접 관찰하여 올바른 치료가 이루어지고 있는지 확인한다. 안타깝게도 결핵균은 다수 약물에 내성을 지녀 치료가 불완전하거나 부적절하게 이루어지면서 전 세계로 퍼졌다. 따라서 효과적 치료를 위해서는 더 비싼 약물이 필요하다. 현재 사용 중인 모든 약물에 내성을 지닌 일부 균주가 분리되어 있다.

20세기 효과적인 결핵 치료제가 도입되기 전 많은 국가에

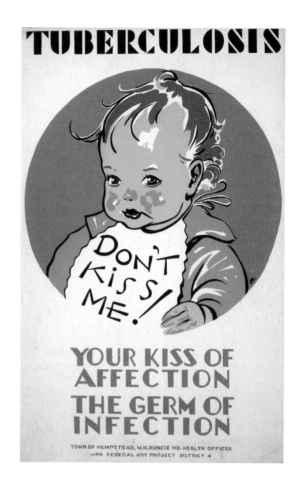

> 감염된 사람이 기침, 재채기를 하거나 침을 뱉을 때 미생물이 공기를 통해 퍼지고 감염되지 않은 사람이 이를 흡입하며 전파된다.

옆 페이지: 결핵 환자의 가슴 방사선 사진, 우측 폐 상엽이 비정상적으로 불투명하다.

위: 감염 위험을 알리는 포스터

전 세계 결핵 분포

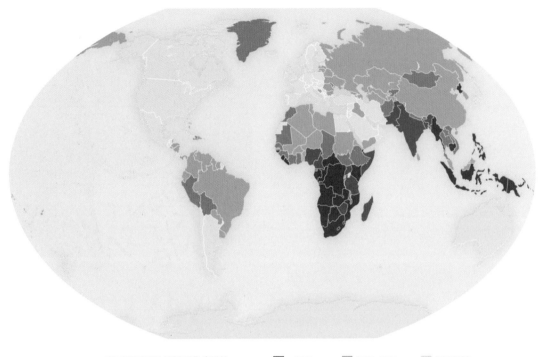

인구 10만 명당 결핵 비율 추정치 ■ >300 ■ 200-299 □ 100-199

서 결핵으로 인한 감염 및 사망률이 급격히 감소했다. 전반적 영양 상태, 생활 조건, 위생 상태가 개선되어 숙주 저항력이 강화되고 병원균 전파가 감소했기 때문이다.

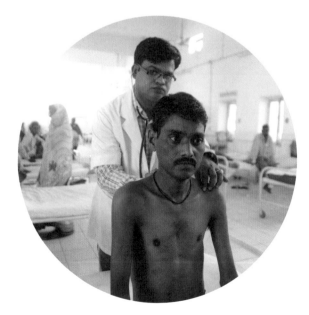

오른쪽: 현재 결핵 치료는 훨씬 효과적으로 이루어지고 있다.

옆 페이지, 위에서부터: 백신으로 결핵균 통제가 과거보다 훨씬 잘 이루어지고 있으나 최근 발병 사례가 증가했다.

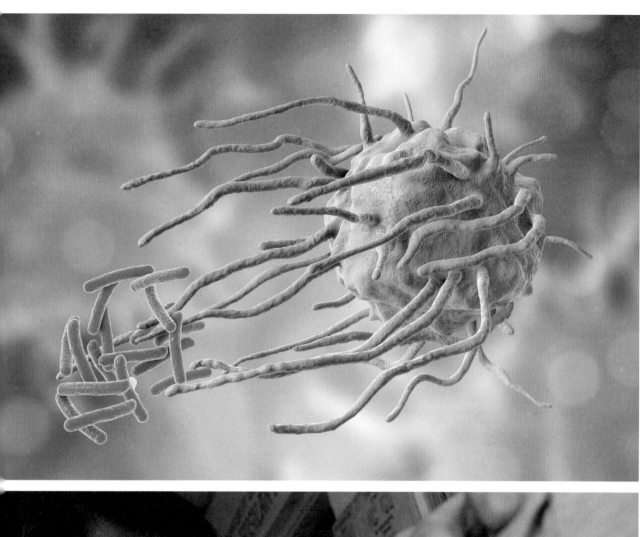
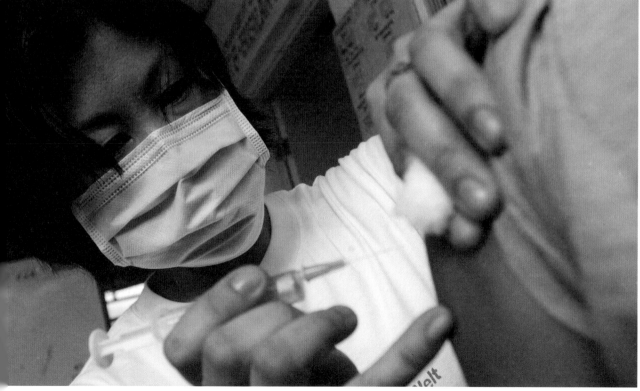

시인 결핵 환자

15

질병의 증상과 징후, 임상 과정, 원인, 진단, 치료 방법을 연구함으로써 질병에 대해 많은 것을 배울 수 있다. 그러나 의학 공부를 시작하는 학생은 교과서 및 학술 논문뿐 아니라 환자를 치료하는 임상 실습 과정을 통해서도 많은 것을 배울 수 있다.

명망 높은 미국 의사 윌리엄 오슬러 경Sir William Osler은 "학생은 환자와 함께 연구를 시작하고, 환자와 연구를 계속하며, 환자와 연구를 끝마친다"라고 말하며 의료 교육의 모든 가용한 자원을 '목적을 위한 수단'으로 사용했다. 이는 감염병 역사 연구에도 동일하게 적용된다. 질병 자체를 연구하여 감염병의 많은 부분을 알 수 있지만, 환자의 사례도 연구해야 한다.

이를 위해 특별한 환자 사례를 살펴보겠다. 바이런 경 Lord Byron(1788~1824), 퍼시 셸리Percy Shelley(1792~1822)와 함께 영국 낭만주의 문학을 이끌던 3대 시인 중 한 명이자, 셰익스피어 다음으로 영국인에게 사랑받는 낭만 시인 존 키츠John Keats(1795~1821)다.

존 키츠는 천재 시인이었다. 그의 천재성이 더욱 두드러졌던 이유는 의학 공부를 마친 그는 자신이 결핵에 걸렸음을 스스로 진단하고, 불과 4년 만에 모든 작품을 완성한 후 25세의 젊은 나이로 세상을 떠났기 때문이다.

가족 및 교제

키츠는 런던에서 태어났다. 여관 주인이었던 아버지는 그가 어렸을 때 사망했다. 어머니는 그가 14세 때 결핵으로 사망했다. 키츠는 1815년 가이스병원Guy's Hospital에서 의학 연구를 시작하여 이듬해 공부를 마쳤다. 하지만 졸업 후 외과의사가 아닌 시인이 되고자 했다.

키츠는 문학을 사랑했다. 1816년 후반, 그는 첫 작품을 출판했다. 그는 많은 저명한 문학계 인사와 친분이 있었고, 그중 몇몇은 그의 작품을 열렬히 홍보했다. 키츠와 형 조지는 결핵을 앓고 있던 동생 톰을 돌보았다. 1918년, 키츠는 도보 여행을 시작했고 조지는 미국으로 이민을 갔다. 톰은 그해 말 사망했다.

키츠는 동생이 사망한 후 친구 집으로 이사했다. 그 시기 그의 놀라운 창의력이 발휘되어 〈나이팅게일에 부치는 노래〉와 〈그리스 항아리에 부치는 노래〉 등의 작품을 썼다. 〈그리스 항아리에 부치는 노래〉에서 다음과 같은 아름다운 구절을 통해 그의 대담한 예술관을 볼 수 있다. "미(美)'는 진실이며 진실은

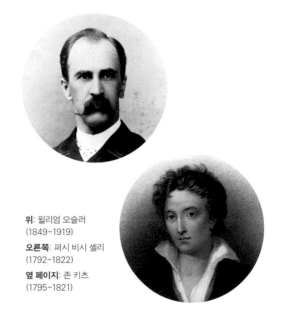

위: 윌리엄 오슬러
(1849~1919)
오른쪽: 퍼시 비시 셸리
(1792~1822)
옆 페이지: 존 키츠
(1795~1821)

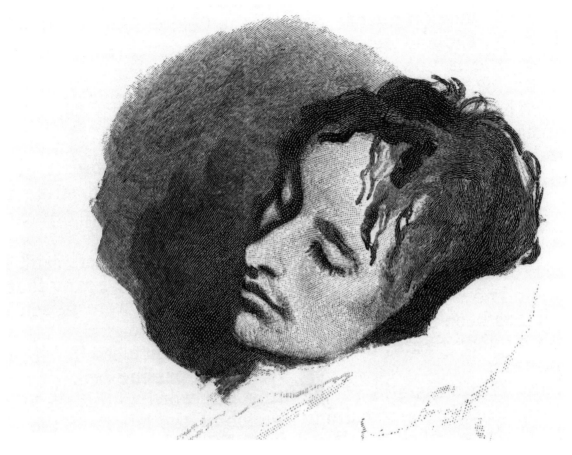

미(美)이다. 우리가 아는 것은 그것뿐이며, 알아야 하는 것도 그 것뿐이다Beauty is truth, truth beauty – that is all ye know on earth and ye need to know."

1818년 후반, 키츠는 어머니와 함께 살던 패니 브론Fanny Brawne을 만나면서 두 사람은 사랑에 빠졌다. 키츠는 패니에게 여러 장의 편지를 썼으며, 그의 불확실한 직업과 전망에도 두 사람은 결혼을 약속했다.

결핵에 걸린 예술가

키츠가 결핵에 걸린 것은, 어느 정도는 결핵에 걸렸던 어머니 와 동생을 간호했기 때문인 듯도 하다. 당시에는 결핵이란 병 명이 없었다. 일반적으로 '소모'를 뜻하는 그리스어 'Phthisis (프티시스)'라고 불렸다. 열, 기침을 동반하고 때로는 피를 토하 는 각혈을 동반하는 소모성 질환을 뜻했다. 그의 친구는 그가 집에 돌아온 1820년 어느 날 밤을 다음과 같이 기록했다.

키츠는 밤 11시경 술에 거하게 취해 집으로 돌아왔다. 내가 아는 바로는 도저히 그만큼 취할 수 없었으므로 더 두려웠 다. 나는 서둘러 물었다. "무슨 일이야? 열이 나고 있어." "맞아." 그가 대답했다. "열이 나. 물론, 약간이지만." 나는 할 수 있는 최선을 다해 키츠를 간호했다. 그가 침 대에 누울 때 그의 방에 들어갔다. 차가운 이불 속으로 들어가며 베개에 머리를 누이기 전 키츠는 약간 기침을 했다. 그리고 이렇게 말했다. "피가 났군." 나는 그에게 다가갔다. 그는 베갯잇에 떨어진 핏방울을 바라보고 있었다.

"촛불 좀 가져다줘, 브라운. 피를 살펴봐야겠어." 그가 말했다. 한참 자신의 피를 살펴보더니, 그는 지금도 결 코 잊을 수 없는 평온한 얼굴로 나를 올려다보며 말했다. "피의 색을 보니 동맥혈이네. 색을 보면 알 수 있지. 이 피 한 방울이 내 죽음의 영장일세. 나는 죽게 될 거야."

1820년 초, 키츠는 패니에게 보내는 편지에 자신의 병에 대한 설명을 다음과 같이 썼다.

> 내 건강에 관해 당신에게 거짓말을 하지 않을 거예요. 내가 아는 사실대로 얘기해줄게요. 지난 3주간 바깥에 나가지 못했고, 아직 몸이 다 회복되지 않았어요. 그 점이 지금 내 상태를 말해주죠. 병에서 회복 중이거나 악화되고 있는 거예요.

같은 해 늦여름, 그는 회복에 대한 자신감을 점점 잃어갔다.

> 당신이 미소 짓고 있는 이 세상에서 나는 쇠약해지고 있어요. 내 앞날은 험난하기만 하네요. 나아질 전망이 보이지 않아요. 나에게 자신감을 조금만 불어넣어 주세요. 나 혼자서는 자신감을 가질 수 없어요. 세상은 나에게 너무나 잔인해요. 무덤이 있어 다행이에요. 그곳에 도착하면 쉴 수 있을 거예요.

의사의 조언에 따라 1820년 9월 키츠와 친구 조셉 세번Joseph Severn은 기후가 온화한 이탈리아로 떠나 로마에 정착했다. 그곳에서 고대의 체액 이론을 적용한 의사가 그의 열을 내리기 위해 사혈과 과도한 절식 요법을 처방했다. 키츠의 병세가 계속 악화된 것은 이 때문이기도 했다.

키츠와 동행했던 세번은 키츠의 병세가 악화되는 것에 절망하며 다음과 같이 썼다.

> 나는 키츠의 착한 심성과 그에 대한 나의 우정 말고는, 내가 겪은 고통과 내가 감수해야 했던 위험은 생각하지 않았다. 키츠는 자신의 가혹한 운명을 담담하게 받아들였다. 나는 3주 동안 그의 곁을 한 번도 떠난 적이 없다. 이 끔찍한 고독을 견뎌낼 수 있는 방법이 편지밖에 없었다. 매일 밤마다, 내 가엾은 친구가 내 곁에서 죽어가고 있다. 내 영혼과 정신, 건강이 무너지고 있다. 그 누구도 이러한 고통에서 나를 구해줄 수 없다. 모두 떠났다. 그들이 떠나지 않았더라도, 키츠는 나 없이는 견딜 수 없었을 것이다.

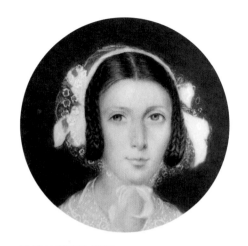

사망과 업적

키츠는 1821년 2월 23일 사망했다. 그는 스페인 계단Spanish Steps 근처 로마 신교도 묘지에 묻혔다. 그의 부탁에 따라 묘비에는 다음과 같은 글귀가 새겨졌다. "아무런 의미도 없는 이름을 가진 자 여기 잠들다Here lies one whose name was writ in water." 키츠가 사망한 지 7주 후, 셸리는 시 〈아도네이스〉를 지어 친구의 죽음을 애도했다.

> 가장 사랑스럽고 최후의
> 그 꽃은 꽃잎이 바람에 흩날리기도 전에 꼬집혔고
> 결실의 조짐에 즈음하여 죽었다.

키츠는 자신의 삶이 아무런 의미가 없다고 생각했다. 1819년 9월 패니에게 보낸 편지에서 그는 이렇게 썼다. "나는 '죽을 운명이야'라고 혼잣말을 했어요. 나의 친구들이 나를 자랑스럽게 기억할 그 어떤 불멸의 작품도 남기지 않았어요. 그러나 나는 모든 면에서 아름다움의 원칙을 사랑했어요. 나에게 시간이 있다면 내가 기억되도록 했을 텐데요." 최소한 이 대목에서, 키츠는 틀렸다. 오늘날 결핵으로 알려진 그 질병이 젊은 그의 목숨을 앗아갔지만, 그의 시와 편지가 지닌 아름다움은 계속해서 빛나고 있다.

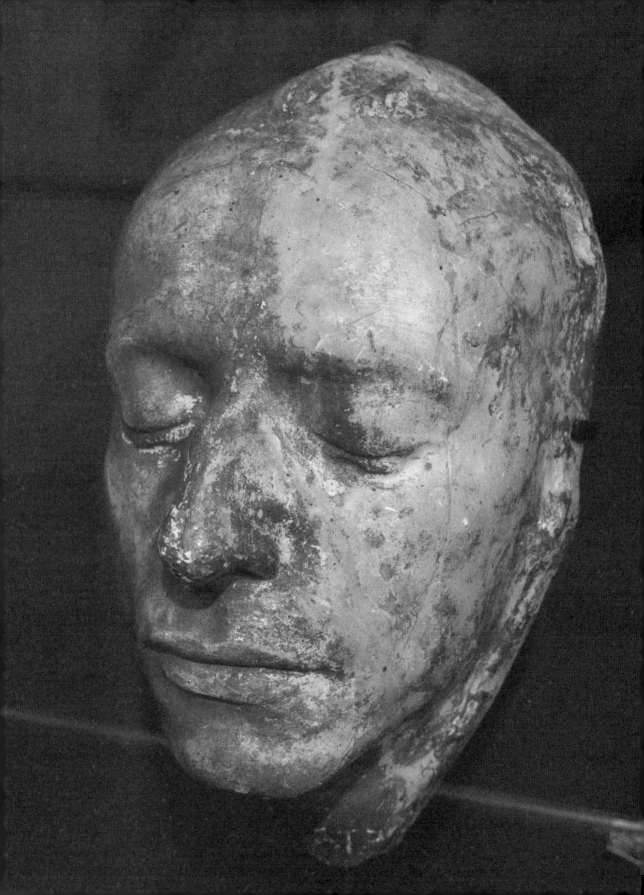

16

존 스노,
역학의 창시자

존 스노John Snow(1813~1858)는 9형제 중 장남으로 태어났다. 아버지는 가난한 노동자였다. 어릴 때부터 수학에서 뛰어난 재능을 보였고, 14세에 의료 견습 생활을 시작했다. 1838년 왕립외과대학Royal College of Surgeons 에 입학했으며, 1850년 왕립외과협회Royal College of Physicians에 들어갔고, 같은 해 런던역학협회Epidemiological Society 창립 회원이 되었다.

산과

산과 전문의였던 스노는 흡입 마취제로 에테르와 클로로폼을 처음 연구하여, 안전하게 통제되는 방식으로 마취제를 투여하는 기기를 고안해냈다. 의료계에서 그의 업적은 높이 평가받아 빅토리아 여왕이 마지막 두 자녀를 출산힐 때 마취를 담당했다. 이는 출산 및 수술에 마취제를 사용하는 것을 암묵적으로 지지한 것으로, 영국에서 마취학이 설립되는 데 일조했다.

역학

스노는 런던 소호 지역의 콜레라 창궐 원인을 끈질기게 추적하여 역학 분야를 개척한 선두자이기도 하다. 그의 연구 덕분에 공중 보건 시스템이 개혁되어 런던의 상하수도 체제 및 폐기물 처리 방식이 근본적으로 개선되면서 감염병 발생률이 크게 줄었다.

감염병을 연구하는 역학이라는 용어는 '~에 닥친'을 의미하는 그리스어 'epi-'와 '사람들'을 의미하는 그리스어 '-demos'에서 유래했다. 오늘날 역학은 질병의 원인 및 위험 요소를 포함하여 사람, 장소, 시간 간 질병 분포 양상을 연구한다.

스노와 콜레라와의 전투

스노는 견습생 시절 처음 콜레라가 발병한 것을 보게 되었다. 콜레라는 다량의 급성 설사로 중증 탈수가 빠르게 진행되며, 이로 인해 사망에 이를 수도 있는 세균성 장 질환으로 오염된 물과 음식을 통한 분뇨-구강 경로로 감염된다.

원인 및 치료

스노는 1854년 소호 지역의 콜레라 창궐 원인을 추적했다. 당시 집에는 수도와 화장실이 거의 없었고, 사람들은 공동 펌프에서 물을 길어다 식수, 요리, 목욕에 사용했다. 하수는 그대로 길가에 버려져 노천 구덩이로 흘러가거나 템스강으로 유입되었다. 당국은 감염병 원인이 나쁜 공기나 악취 때문이라고 생각했지만, 스노는 오염된 물 때문에 콜레라가 발생한 것이라고 확신했다. 1854년 소호 지역에 콜레라가 창궐해 600명 이상이 사망했다. 당시 발생했던 콜레라에 대하여 그는 다음과 같이 썼다.

위: 존 스노
옆 페이지: 식수 오염 관련 공중 보건 발표

CHOLERA
AND
WATER.

BOARD OF WORKS
FOR THE LIMEHOUSE DISTRICT,
Comprising Limehouse, Ratcliff, Shadwell, and Wapping.

The INHABITANTS of the District within which **CHOLERA IS PREVAILING,** are earnestly advised

NOT TO DRINK ANY WATER
WHICH HAS NOT
PREVIOUSLY BEEN BOILED.

Fresh Water ought to be Boiled every Morning for the day's use, and what remains of it ought to be thrown away at night. The Water ought not to stand where any kind of dirt can get into it, and great care ought to be given to see that Water Butts and Cisterns are free from dirt.

BY ORDER,

THOS. W. RATCLIFF,
CLERK OF THE BOARD.

Board Offices, White Horse Street,
1st August, 1866.

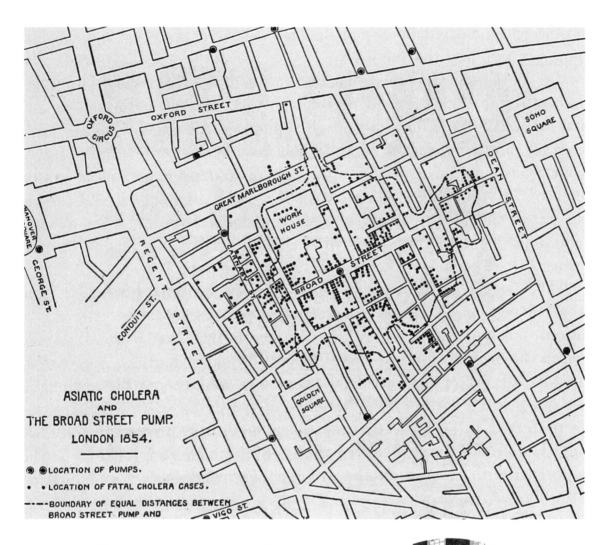

ASIATIC CHOLERA
AND
THE BROAD STREET PUMP.
LONDON 1854.

◉ ● LOCATION OF PUMPS.
•   • LOCATION OF FATAL CHOLERA CASES.
---- BOUNDARY OF EQUAL DISTANCES BETWEEN
BROAD STREET PUMP AND

케임브리지가Cambridge Street와 브로드가Broad Street가 만나는 228m 범위에 해당하는 구역에서 10일 동안 500건 이상의 콜레라가 발생했다. 질병 발생 상황과 범위를 듣자마자 브로드가에서 사용되는 펌프의 물이 오염되었을 것이라고 생각했다.

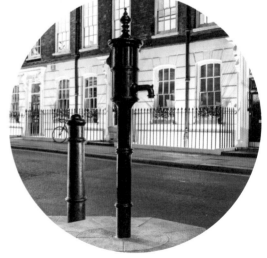

스노는 콜레라 환자의 거주지를 일일이 확인했다. 그의 방식은 단순했지만 혁명적이었다. 해당 지역의 거리 지도에 콜레라 환자의 거주지를 점으로 표시하자, 브로드가 펌프 주변에 발병이 밀집되어 있는 것이 단번에 확인되었다. 심지어 펌프 주변에서 발생하지 않은 다른 사례도 그 원인을 파악할 수 있었다. 그는 다음과 같이 썼다.

> **"** 그의 연구 덕분에 공중 보건 시스템이 개혁되어 런던의 상하수도 체제 및 폐기물 처리 방식이 근본적으로 개선되면서 감염병 발생률이 크게 줄었다.

다른 지역 펌프 근처에서는 사망자가 발생한 가구가 열 가구에 불과했다. 이 중 다섯 가구에서는 브로드가의 펌프에서 물을 길어다 사용한다고 말했다. 거리가 더 가까워서였다. 다른 세 가구의 경우, 사망자는 브로드가 펌프 근처 학교에 다니던 아이들이었다.

스노는 콜레라에 걸리지 않은 사람들은 다른 펌프를 사용하거나 자체 우물에서 물을 길어다 쓴다는 것을 발견했다. 콜레라가 브로드가 펌프에서 길어다 쓴 물과 연관되어 있음이 분명해졌다. 다른 펌프에서 물을 길어다 쓴 사람들은 거의 콜레라에 걸리지 않았던 것이다.

스노는 자신이 발견한 내용을 지역 교구에 설명했다. 바로 다음 날 브로드가 펌프 손잡이를 떼어내어 펌프를 폐쇄했다. 그로부터 수일, 수 주 후 신규 콜레라 확진자 수가 감소하기 시작했고, 감염을 염려하여 지역을 떠났던 주민들이 돌아왔다. 비록 정확한 오염원을 파악할 수는 없었지만, 스노의 조사는 큰 성공을 거두었다.

수년 후, 조사 결과 브로드가 펌프에서 불과 몇 미터 떨어진 곳에 낡은 오물통이 있었고, 이 배설물이 펌프 물로 스며든 것임을 알게 되었다. 브로드가가 확장되며 그 흔적이 사라져 오물통이 펌프 근처에 있다는 점이 간과되었던 것이다. 스노가 이를 알았더라면 자신이 발견한 내용을 알리는 데 큰 도움이 되었을 것이다.

여파

스노의 노력이 성공한 듯했지만, 당국은 콜레라 발병과 관련해서 그의 설명을 믿으려 하지 않았다. 분뇨-구강 전파라는 개념을 받아들이기에 거부감이 컸기 때문이었을 수 있다. 어쩌면 식수 공급과 하수 처리 체제 개선에 많은 비용이 들어서였을 수도 있다. 로버트 코흐를 비롯한 여러 학자의 연구와 노력이 있은 후에야 당국에서 필요한 투자를 하게 되었다.

오늘날의 콜레라

스노의 업적에도 불구하고 콜레라는 오늘날 여전히 일부 지역에서 주요 공중 보건 문제로 남아 있다. 매년 전 세계 수백만 명이 콜레라에 걸리고, 10만 명이 사망하는 것으로 추산된다. 감염 및 사망률은 특히 빈국에서 높다. 콜레라는 당염분 용액으로 체액을 보충하는 경구 수분 보충 요법으로 치료한다.

인생, 사망 및 업적

스노의 삶은 평범하지 않았다. 젊은 시절 채식주의자가 되었고, 살면서 거의 술을 입에 대지 않았다. 자신의 말을 실천하여 끓이지 않은 물도 마시지 않았다. 그는 평생 독신이었으며 45세의 젊은 나이에 뇌졸중으로 사망했다. 현재 존 스노 학회John Snow Society에서 그의 삶과 업적을 알리고, 그를 기리기 위해 매년 역학 '펌프핸들 강연Pumphandle Lecture' 시리즈를 개최하고 있다.

옆 페이지, 위에서부터: 스노의 지도, 콜레라 환자들의 거주지가 표시되어 있다. | 브로드가 펌프를 재현한 모습

이그나즈 제멜바이스, 손 씻기 주창자

헝가리 의사 이그나즈 제멜바이스Ignaz Semmelweis(1818~1865)는 손 씻기로 출산 후 모성 사망을 감소할 수 있다고 주장했다. 일각에선 그를 '산모들의 구세주'라고 불렀지만, 많은 비난을 받았으며 불행하게 생을 마감했다.

제멜바이스는 오늘날 부다페스트로 알려진 지역에서 부유한 상인의 아들로 태어났다. 1844년 의학 학위를 취득한 후, 비엔나종합병원Vienna General Hospital 산과에서 근무했다. 그는 당시 두 곳의 분만동 중 한 분만동의 산모 사망률이 다른 분만동의 40%에 불과한 것을 알게 되었다. 심지어 병원이 아닌 곳에서 출산한 산모들의 사망률도 낮았다.

산모 사망은 '산욕열Child bed fever' 때문이었다. 출산이나 유산 후 여성 생식기가 감염되어 생기는 질병으로, 고열이 나고 비정상적인 질 분비물이 발생한다. 하지만 당시 사람들은 '세균' 때문에 질병이 발생한다는 것을 믿지 않았다.

제멜바이스는 이를 조사하며 사망률이 낮은 분만동에는 산파가 출산을 담당하는 반면, 사망률이 높은 분만동에는 의대생들이 출산을 담당한다는 것을 알게 되었다. 그는 인구 밀집도와 기후 등 여러 요인도 고려해보았으나, 다른 원인이 있다고 결론지었다. 그러던 중 그의 동료가 산욕열로 죽은 산모들에게서 나타난 변화와 유사한 증상으로 사망했다. 수술 중 메스에 손가락을 찔린 후 사망한 것이었다.

어떻게 남성 자창 환자가 산욕열 산모와 유사한 증상으로 사망한 것일까? 제멜바이스는 부검을 마친 학생들이 '사체에 있는 어떤 부패한 물질'을 분만실로 옮겨왔을 것이고, 자신의 동료가 사망한 것도 이 때문일 것이라고 추측했다. 의대생들은 부검에 참여했지만 산파는 참여하지 않았기 때문이다.

이후 제멜바이스는 손 씻기로 사체 물질을 제거할 수 있다고 생각하고, 의대생들에게 분만 전 염소 처리한 석회액으로

위: 이그나즈 제멜바이스
오른쪽: 연쇄구균 (streptococci), 산욕열을 일으키는 박테리아

손을 씻도록 당부했다. 사체에서 나는 악취를 없애는 데 염소가 가장 효과적이기 때문이었다. 이후 모성 사망률은 이전 수준의 10%로 감소했다.

하지만 그의 동료들은 단지 손을 씻는 것만으로 사망률이 감소한다는 것을 믿지 않았다. 그들은 제멜바이스의 업적을 인정하지 않았고, 그의 논리를 비웃었으며 결국 그를 해임했다. 제멜바이스는 손 씻기에 반대하는 의사들을 살인자라고 칭하며 공개 서한으로 이들을 비난했으나 역부족이었다. 동

료들은 그가 제정신이 아니라고 생각했고, 그는 이후 건강이
나빠져 정신병원에 입원하게 된다.

경비원에게 구타당한 제멜바이스는 손에 상처를 입고 상
처 부위가 감염되어 불과 2주 후 고열과 탈진으로 사망했다.
오늘날 패혈증으로 알려진 혈액 감염이었다. 당시 패혈증으
로 많은 환자가 목숨을 잃었다. 그로부터 수십 년이 지난 후
에야 질병의 세균 유래설이 널리 수용되었다.

오른쪽: 산욕열 예방에 관한 제멜바이스의 논문

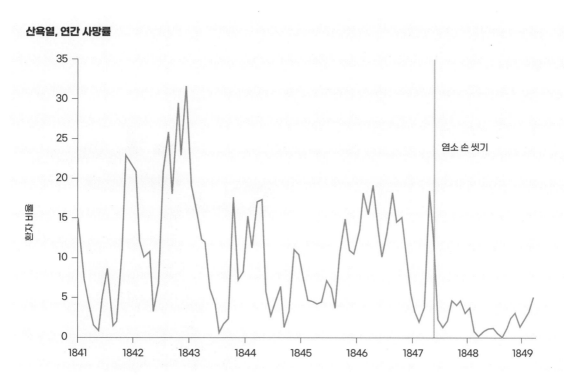

산욕열, 연간 사망률

18 조지프 리스터, 미생물 킬러

조지프 리스터 Joseph Lister(1827~1912)**는 영국의 외과의사다. 오늘날 소독제로 알려진 화학 물질을 사용하는 소독법을 도입하여 수술 감염률을 획기적으로 감소시켰다. 리스터가 개발한 수술 기법은 많지 않았지만, 외과 감염 및 사망률을 감소시켜 '현대 외과 수술의 아버지'로 불린다.**

리스터는 영국 에식스주에서 태어났다. 아버지는 퀘이커Quaker의 와인 판매업자로 리스터와 함께 복합 현미경을 만들었다. 리스터는 런던대학University College London에서 의학을 전공한 후 외과 수술 교육을 받았다. 아내 아그네스Agnes는 저명한 스코틀랜드 외과의사의 딸로, 리스터와 함께 평생 연구에 몰두했다. 글래스고에서 근무하는 동안 리스터는 미생물이 식품 부패 원인임을 설명한 루이 파스퇴르Louis Pasteur의 논문을 접했다.

미생물 퇴치

파스퇴르는 화학물질로 미생물을 죽일 수 있다고 말했다. 당시 페놀(당시에는 석탄산으로 알려짐)을 사용하면 유사하게 하수 악취를 예방할 수 있음이 발견되었다. 리스터는 이에 착안하여 수술 도구와 상처에 석탄산을 뿌렸다. 그는 개방 골절을 입은 소년의 다리에 석탄산을 사용하여 감염 발생 없이 치료에 성공했다. 그는 이에 대해 〈란셋The Lancet〉(의학저널)에 다음과 같이 썼다.

> 질병이 대기 입자에서 전파되기 때문에 패혈증 원인균을 없앨 수 있는 물질로 상처를 소독해야 한다. 단 물질이 너무 강력해서는 안 되고, 이러한 목적에 적합해야 한다. 1864년 칼라일Carlisle 지역에서 석탄산으로 하수관

을 소독했다. 결과는 성공적이었다. 소량을 혼합하여 쓰레기로 오염된 토양에서 나는 악취를 제거했을 뿐만 아니라, 그 지역에서 사육하던 소에 들끓던 체내 기생충도 죽일 수 있었다.

제멜바이스와 마찬가지로, 리스터는 처음에 많은 비판을 받았다. 동료들은 수술 시 장갑을 착용하고 양손과 수술 도구를 석탄산 용액으로 세척해야 한다는 그의 조언을 비웃었다. 석탄산이 피부, 눈, 폐에 자극이 되었기 때문이다.

오른쪽: 초창기 살균 스프레이
옆 페이지: 조지프 리스터, 리스터가 사용한 현미경

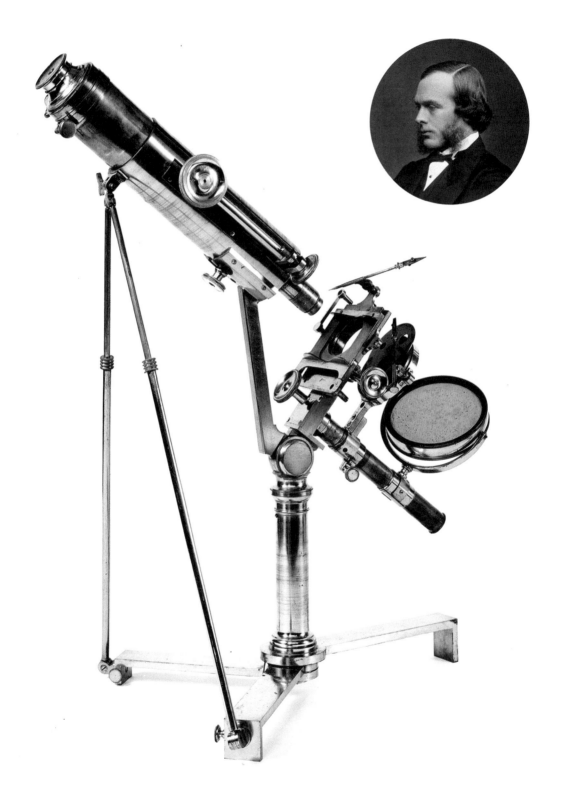

Oidium Toruloides

Fructifying Filament
From a glass of stale Pasteur's Solution
examined in Water.

15th Aug.   16th Aug.

7. 25 p.m.   11. 45 a.m. 1. 45 pm.

a_1 a_2 a_3

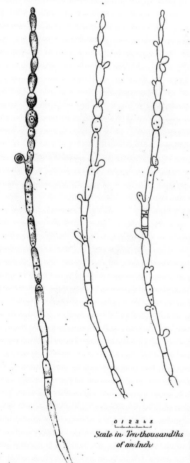

0 1 2 3 4 5
Scale in Ten thousandths
of an Inch

In fresh Pasteur's Solution, Glass No. 1.

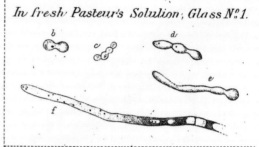

In fresh Pasteur's Solution, Glass No. 2.

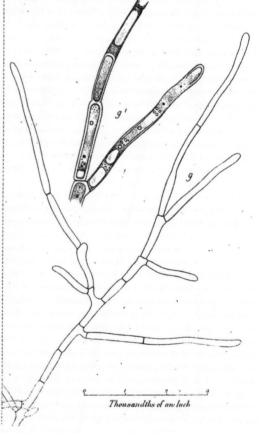

0   1   2   3
Thousandths of an Inch

리스테리아로 알려진 수많은 박테리아가 리스터의 이름을 따서 명명되었으며, 살균 구강 세정제 리스테린도 그의 명성을 기려 이름 지어졌다.

리스터가 자신의 의견을 효과적으로 펼친 것도 아니었다. 하지만 결국 세균설은 지지를 얻게 되었고, 리스터는 영웅으로 추대되었다.

1893년 아내가 사망한 후, 리스터는 수년간 왕실 외과의사로 근무했지만 현업에서는 은퇴했다. 1902년 에드워드 왕이 맹장염에 걸렸을 때, 리스터는 수술에 참여하여 소독이 잘 이루어지도록 했다. 왕은 회복 후 리스터가 자신의 목숨을 구했다고 그를 치하했다.

업적

리스터는 많은 업적을 남겼다. 그는 5년간 왕립학회 회장으로 활동했다. 영국 외과의사 중 공공 기념비가 세워진 두 명 중

한 명이다. 리스테리아Listeria로 알려진 수많은 박테리아가 리스터의 이름을 따서 명명되었으며, 1879년 세인트루이스 화학자가 개발한 구강 세정제 리스테린Listerine도 그의 이름을 따서 이름 지어졌다. 3년마다(2010년 이후로는 5년마다) 수여되는 왕립대학 외과 전문의 리스터 메달Royal College of Surgery's Lister Medal은 이 분야에서 가장 권위 있는 표창으로 널리 알려져 있다.

옆 페이지: 리스터의 현미경 관찰 스케치
아래: 리스터와 그의 외과 동료들

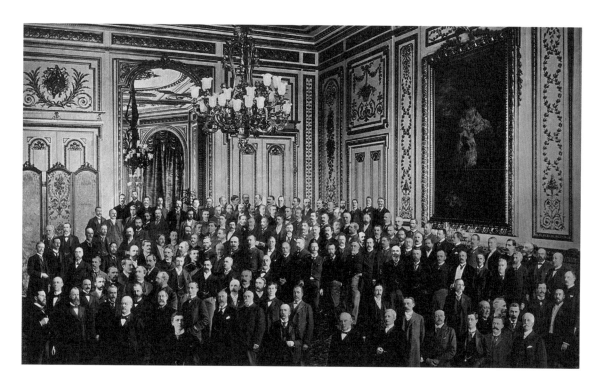

19 플로렌스 나이팅게일, '등불을 든 여인'

플로렌스 **나이팅게일**Florence Nightingale(1820~1910)은 크림전쟁 중 군부대의 영양과 위생 상태를 개선하고, 간호 실습과 과학 교육을 도입하여 간호학을 발전시켰다. 또한 감염병 발생률을 통계 기법으로 나타내는 등 다양한 방법으로 감염병 퇴치에 기여했다.

나이팅게일은 영국의 부유한 가정에서 태어났다. 그녀의 이름은 그녀가 태어난 이탈리아 도시 이름을 따서 지어졌다. 나이팅게일은 다른 사람을 위해 봉사하는 것이 자신의 소명이라 생각하고, 가족의 강력한 반대에도 불구하고 당시 평판이 좋지 않던 간호사가 되기로 결심했다.

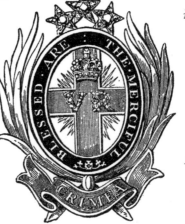

간호의 변화

1854년 나이팅게일은 간호사들과 함께 크림전쟁이 벌어지던 오스만 제국으로 향했다. 나이팅게일은 그곳에서 열악한 위생 상태와 감염병으로 인한 엄청난 사망자 수에 경악했다. 전투에서 부상으로 인한 사망자보다 감염 사망자 수가 10배나 많았던 것이다. 나이팅게일은 하수 설비를 개선하고, 손 씻기를 도입하는 등 위생 상태를 개선하기 시작했다.

나이팅게일은 밤에 회진을 돌아 '등불을 든 여인'이라 불렸다. 그녀의 다양한 시도 결과 사망률이 대폭 감소했다. 1859년 영국으로 돌아온 나이팅게일은《나이팅게일의

간호론Notes on Nursign》을 집필하고, 1860년 성 토머스 병원St Thomas' Hospital에 '나이팅게일 간호학교'를 설립했다. 그녀는 간호업을 개선하고 증진하는 데 평생 동안 전념했다. 나이팅게일은 간호사 역할을 다음과 같이 설명했다.

나는 간호라는 단어를 더 나은 것을 위한 바람이라고 생각한다. 그동안 간호는 투약하거나 습포제를 바르는 것 정도로 그 의미가 제한되어왔다. 그러나 간호는 환기, 채광, 난방, 청결, 정숙 등의 적절한 활용과 식이의 적절한 선택과 관리 등 환자의 체력 소모를 최소화하면서 이루어지는 모든 것을 의미해야만 한다.

나이팅게일은 세균 유래설에 찬성한 것은 아니지만 영양, 위생, 환기 상태를 개선하는 것이 매우 중요하다고 생각했다.

위부터: 플로렌스 나이팅게일 | 나이팅게일의 보석
옆 페이지: 플로렌스 타이팅게일은 밤에 회진을 돌았다.

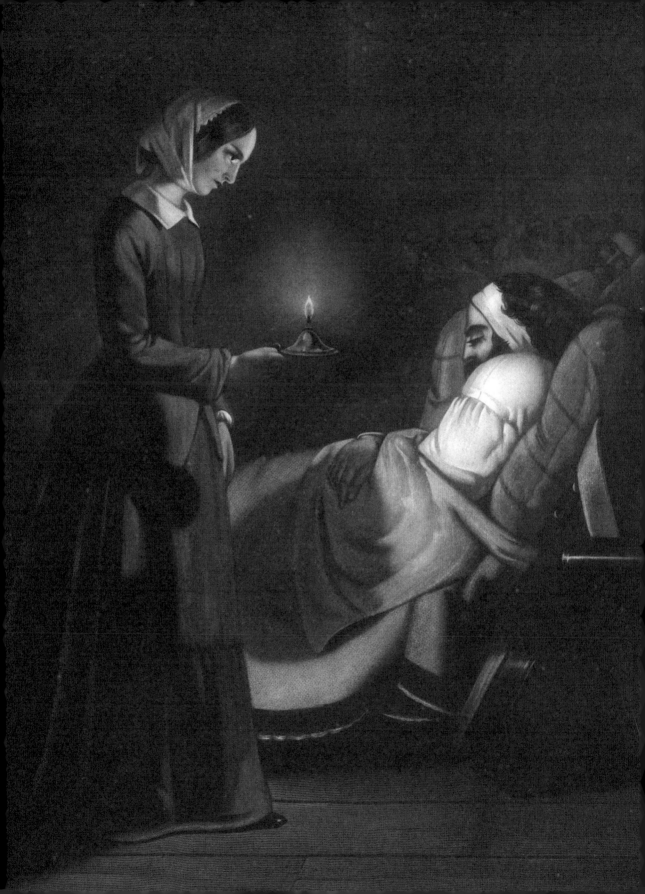

Letter from Miss FLORENCE NIGHTINGALE.

Dec 16/96

10, SOUTH STREET,
PARK LANE W.

Dear Duke of Westminster
Good speed to your noble effort in favour of District Nurses for town "& Country"; and in Commemoration of our Queen who cares for all.
We look upon the District Nurse, if she is what she should be, & if we give her the training she should have, as the Great civilizer of the poor. training as well as Nursing them out of ill health into good health (Health Missioners), out of drink into self Control but all without preaching, without

patronizing — as friends in sympathy.
But let them hold the standard high as Nurses
Pray be sure I will try to help, all I can, tho' that be small, here I will with your leave let you know.
Pray believe me your Grace's faithful Servant
Florence Nightingale

수학에 뛰어난 재능이 있어서 표를 활용한 통계 정보를 사용하기도 했다. 예를 들어 크림반도에 있는 동안 히스토그램(데이터를 높이가 다른 막대 모형으로 표시한 그래프)으로 환자 사망 패턴의 변화를 설명했다. 그녀는 인생에 대한 자신의 태도를 진보주의로 규정했다.

진보적 세계에는 두 그룹, 현존하는 것을 최대한 활용하고 즐기는 그룹과 무언가 더 나은 것을 바라고 이를 만들어내고자 하는 그룹이 존재한다. 이 두 그룹이 없다면 세상은 나빠질 것이다. 이 두 그룹은 모두 진보의 조건이다. 자신이 가진 것에 불만을 가진 사람이 없다면, 세상은 결코 더 나아지지 않을 것이다.

업적

오늘날 세계는 나이팅게일을 다양한 방식으로 기리고 있다. 국제적십자위원회는 간호 분야에서 뛰어난 업적을 이룬 인물에게 '나이팅게일 메달'을 수여한다. 간호학도는 간호학 수업을 마친 후 임상 실습을 나가기 전 히포크라테스 선서를 토대로 제정된 나이팅게일 선서를 낭독한다. 런던 워털루 플레이스Waterloo Place에는 나이팅게일 동상이 세워졌고, 수년간 영국 지폐 10파운드에 나이팅게일의 모습이 등장했다.

위: 플로렌스 나이팅게일의 편지
옆 페이지, 위에서부터: 사망 원인이 표시된 나이팅게일의 다이어그램 | 임상간호

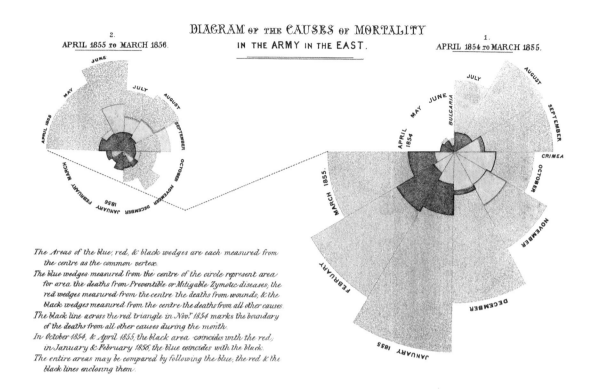

DIAGRAM of the CAUSES of MORTALITY
IN THE ARMY IN THE EAST.

2.
APRIL 1855 to MARCH 1856.

1.
APRIL 1854 to MARCH 1855.

The Areas of the blue, red, & black wedges are each measured from
the centre as the common vertex.

The blue wedges measured from the centre of the circle represent area
for area. the deaths from Preventible or Mitigable Zymotic diseases, the
red wedges measured from the centre the deaths from wounds, & the
black wedges measured from the centre the deaths from all other causes.

The black line across the red triangle in Nov.r 1854 marks the boundary
of the deaths from all other causes during the month.

In October 1854, & April 1855, the black area coincides with the red;
in January & February 1855, the blue coincides with the black.

The entire areas may be compared by following the blue, the red & the
black lines enclosing them.

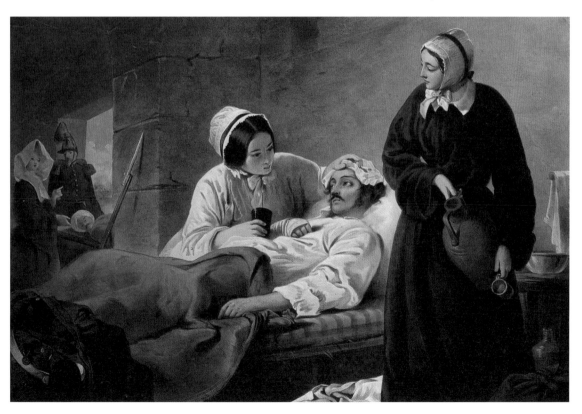

93

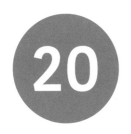

파스퇴르, 비범한 미생물학자

루이 파스퇴르Louis Pasteur(1822~1895)는 프랑스 화학자이자 미생물학자로, 인류를 위협했던 두 가지 질병인 탄저병과 광견병 백신을 개발했다. 하지만 이것은 그가 인류에 공헌한 위대한 업적 중 일부에 불과하다. 그는 많은 생물 분자가 거울상 Mirror-image(어떤 형태에 대하여 그것이 거울에 비춰진 상처럼 좌우가 바뀌어 있는 상태-역주) 형태로 존재함을 입증했으며, 미생물이 다양한 질병의 원인이지만 맥주와 와인 발효에도 작용한다는 점을 발견했다. 또한 저온살균법Pasteurization이라는 가열 공정으로 와인과 우유 등 음료에 박테리아가 생기는 것을 막을 수 있음을 발견했다.

파스퇴르는 1822년 가난한 가정에서 태어났다. 어린 시절 예술적 재능을 보였으나 철학, 수학, 화학을 공부했다. 처음에는 학문 분야에 소질이 없었지만, 시간이 지나며 두각을 드러내었고 화학 교수가 되었다. 1857년 파리로 이주하고, 1887년 파스퇴르 연구소Pasteur Institute를 설립했다. 마리와 결혼하여 5명 자녀를 두었으나 3명은 장티푸스로 사망했다.

저온살균법

1857년, 파스퇴르는 효모 작용으로 과일의 당 성분이 알코올로 변환되는 것을 알게 되었고, 과일즙이 와인으로 변한다는 것을 입증했다. 그는 와인, 맥주, 우유가 산패하는 원인이 미생물 때문임을 발견하고, 저온살균법을 개발하여 음료가 산패하는 것을 방지했다. 그러한 연구를 토대로 파스퇴르는 미생물이 인체에 들어가 질병을 유발한다는 점을 제시했고, 항패혈Antisepsis 연구를 시작했다.

파스퇴르는 위생을 강화하여 프랑스 와인 제조업과 낙농업 성장에 기여했다. 이후 파스퇴르는 양잠업계로부터 당시 누에에게 발생하던 질병을 조사해달라는 요청을 받았다. 그는 병든 나방을 확인하는 기술을 개발하여 병든 나방의 알을 폐기하도록 했다. 감염된 나방을 제거한 결과, 누에병 피해가 격감했다.

자연발생설

파스퇴르는 자연발생설을 둘러싼 논쟁에 뛰어들기도 했다. 그는 고온으로 가열한 포도의 포도즙은 시간이 지나도 발효되지 않고, 가열한 포도알에서 주사기로 추출한 즙도 발효되지 않는다는 것을 발견하고, 포도 껍질의 효모가 발효 원인이라고 결론지었다. 이것은 공기 노출만으로도 미생물이 발생한다는 견해에 반대되는 것이었다.

파스퇴르는 플라스크에서 가열한 액체는 발효되지 않음을 증명했다. 또한 백조 목 모양의 플라스크로 동일한 현상을 증명했다. 플라스크 속 액체가 공기에 노출되어도 플라스크의 길게 구부러진 목 부분 때문에 미생물 오염이 발생하지 않은 것이다. 그다음 플라스크를 기울여 액체를 오염된 목 부분에 닿게 하면 발효가 발생함을 증명했다. 이를 토대로 그는 공기 중 미생물 노출이 발효, 식품 부패 등의 원인이라고 결론지었다.

파스퇴르와 탄저병

와인 제조업체와 누에 농민처럼, 탄저병으로 피해를 입은 가축업자들도 파스퇴르에게 도움을 요청했다. 파스퇴르는 탄

옆 페이지: 실험대 옆의 파스퇴르

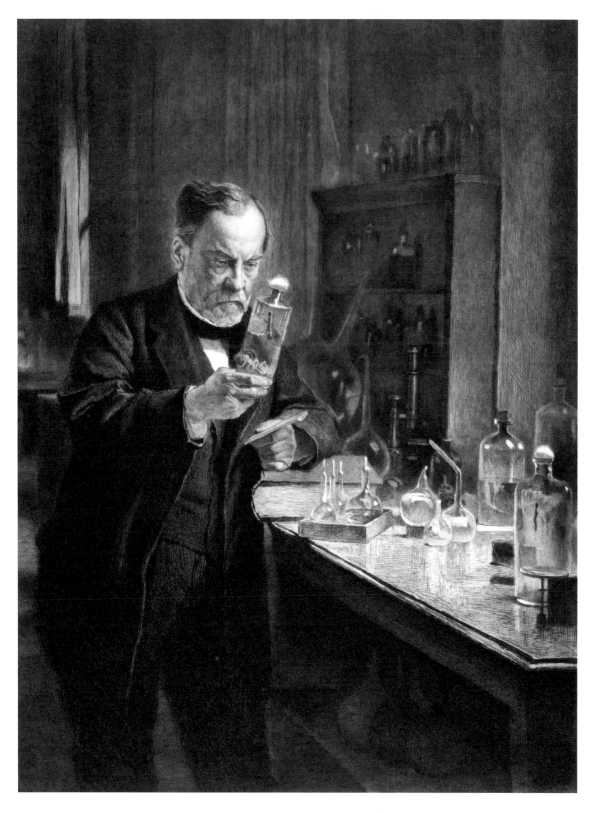

저균에 감염된 동물 혈액을 배양한 후, 이를 건강한 동물에 주입하여 박테리아가 탄저병의 원인임을 입증했다. 이후 병에 걸린 소를 묻었던 들판에서 이 박테리아가 발견되자, 그는 탄저병으로 폐사한 가축이 매장된 들판에 건강한 동물을 방목하지 않도록 당부했다.

파스퇴르는 탄저균을 고온에 노출해 포자(식물이 무성 생식을 하기 위해 형성하는 세포–역자)를 생성하는 능력을 제거할 수 있음을 밝혔다. 한 수의사가 파스퇴르에게 에드워드 제너Edward Jenner의 우두 연구에 착안하여 건강한 동물에 약독화 탄저균을 접종하여 탄저병 면역이 형성되는지 검사해보자고 제안했다. 실험은 성공적이었고, 파스퇴르는 제너의 업적을 기려 이를 백신 접종(소를 뜻하는 라틴어 Vacca에서 유래)으로 이름 지었다.

파스퇴르는 광견병 백신도 발명했다. 광견병은 바이러스로 유발되는 치명적인 신경계 감염병이다. 그는 광견병에 걸린 개에게 물린 9세 소년에게 약독화된 광견병 바이러스 백신을 총 12회 투여했다. 그러자 몇 주가 지나도 소년은 광견병에 걸리지 않았고, 파스퇴르는 세계 언론에서 영웅으로 칭송되었다.

업적

파스퇴르는 세계에서 가장 위대한 과학자로 칭송되며, 수많은 국제 과학상을 수상했다. 광견병 백신 발명 이후 파스퇴르연구소가 문을 열게 되었고, 전 세계에서 기부금이 쏟아졌다. 이후 파스퇴르연구소에는 세계 최초의 미생물학 과정이 창설되었다. 현재 전 세계 수십 개국에 파스퇴르연구소가 설립되어 있다. 2008년 파스퇴르연구소 연구원들은 에이즈 유발 레트로바이러스 HIV를 발견한 공로로 노벨 생리의학상을 수상했다.

파스퇴르는 과학자이자 위대한 철학자이기도 했다. 과학적 발견과 관련하여 그는 "행운은 준비된 사람에게만 온다 Fortune favors the prepared mind"라고 말했다. 진정 흥미롭고 가치 있는 것을 인식할 수 있는 사람만이 남들이 간과해버릴 수 있는 단서를 관찰할 수 있기 때문이다. 따라서 교육의 목표 중 하나는 학습자가 탐구할 가치를 지닌 대상을 만났을 때 이를 인식할 수 있도록 돕는 것이다.

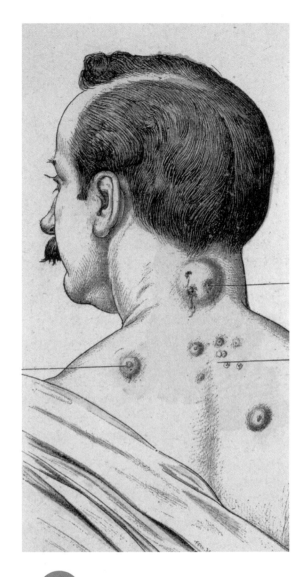

"아픈 사람에게 "당신은 어느 나라 사람이고 종교는 무엇입니까?"라고 묻지 않는다. "병에 걸렸군요, 그거면 충분합니다"라고 말한다.

_루이 파스퇴르

파스퇴르의 광견병 백신 연구 윤리성을 두고 논란이 제기되었지만, 그는 높은 윤리적 원칙을 고수했다. 예를 들어 그는 환자의 국적이나 종교가 치료에 영향을 미쳐서는 안 된다는 입장을 고수했다. 그는 "아픈 사람에게 '당신은 어느 나라 사람이고 종교는 무엇입니까?'라고 묻지 않는다. '병에 걸렸군요, 저에게는 그것이면 충분합니다'라고 말한다" 라고 했다. 그는 모든 사람이 동등하며, 동일한 치료를 받을 자격이 있다고 믿었다.

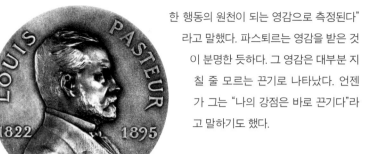

파스퇴르는 여러 세대의 과학자와 의사에게 영감이 되었다. 그는 그리스어가 "인간의 언어 가운데 가장 아름다운 단어인 열정Enthusiasm(내재하는 신을 의미하는 그리스어 '엔테오스En theos')을 인류에게 남겼다"고 말하며, "인간 행동의 위대함은 그러

한 행동의 원천이 되는 영감으로 측정된다" 라고 말했다. 파스퇴르는 영감을 받은 것이 분명한 듯하다. 그 영감은 대부분 지칠 줄 모르는 끈기로 나타났다. 언젠가 그는 "나의 강점은 바로 끈기다"라고 말하기도 했다.

옆 페이지: 탄저병 환자에게 생긴 농포
위: 파스퇴르 흉상이 새겨진 메달
아래: 파스퇴르가 누에병 연구에 사용한 현미경과 도구

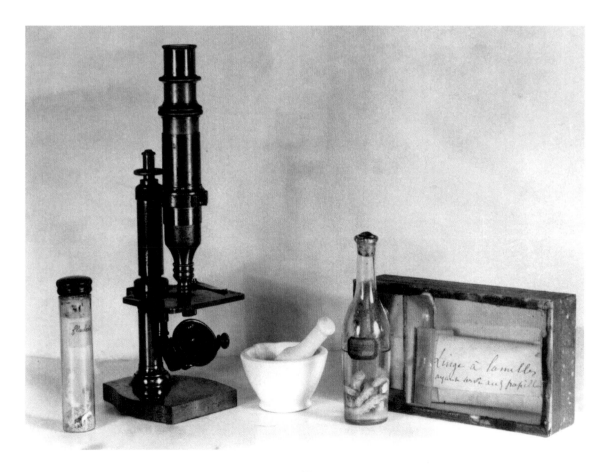

로버트 코흐와 그의 급진적 가설

파스퇴르와 코흐는 19세기 미생물학의 양대 산맥으로 여겨진다. 탄저병, 결핵, 콜레라 원인 유기체를 분리하는 데 성공한 인물이라면 응당 이 분야의 거장으로 칭송되어 마땅할 것이다. 그리고 로버트 코흐Robert Koch(1843~1910)는 이 세 가지 원인 유기체를 모두 분리하는 데 성공했다. 또한 그는 세포 배양과 현미경 사용법에서 커다란 기술적 진보를 이루었으며, 자신이 세운 유명한 가설을 통해 미생물이 질병의 원인임을 밝혀냈다.

코흐는 독일 북서부 지방에서 13남매 중 셋째로 태어났다. 그는 학교에 입학하기 전 글자를 모두 익히며 영재성을 드러냈다. 과학을 전공하기 위해 괴팅겐대학교University of Göttingen에 입학했으나 의학으로 전공을 바꾸었고, 최우수 학생으로 졸업했다. 이듬해 결혼하여 딸을 낳았다.

코흐는 한곳에 오래 머물지 않았다. 그는 독일 곳곳의 저명한 미생물 학자들을 찾아다녔다. 이후 지역 의료 담당관으로 임명된 후 탄저병을 조사하기 시작했다. 당시 탄저병은 양과 소에게서 발생하여 가축이 폐사했다. 사람에게 전파되면 피부 궤양이 생기고, 많은 경우 치명적 폐렴으로 이어졌다.

코흐와 탄저병

코흐는 여러 동물을 연구하여 탄저병을 발견했다. 질병에 걸린 동물에서 채취한 물질을 다른 동물에게 접종하면 질병이 발생한다는 것을 알게 되었고, 감염된 동물을 부검하여 막대 모양의 박테리아를 발견했다. 코흐는 이 박테리아를 다른 동물에 접종하면 탄저병이 발생한다는 것을 확인했다. 해당 동물에서도 막대 모양의 박테리아가 발견되었다.

처음에 그는 막대 모양 개체가 박테리아라는 사실은 모르고, 모두 길이가 다르다는 것에 초점을 맞춰 관찰했다. 길이가 매우 긴 것들은 분열 중인 듯하여 살아 있는 유기체라고 결론지었다. 그는 이후 토끼 안액eye fluid을 사용한 배양 조직에서 이 개체를 배양하는 데 성공했다.

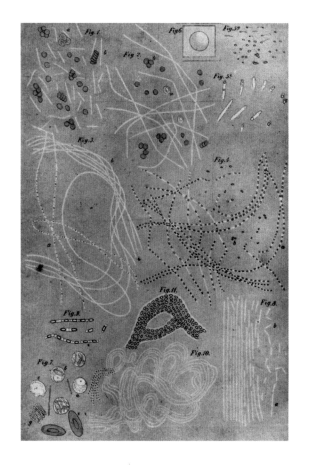

위: 코흐의 탄저균 묘사
옆 페이지: 코흐의 공동 연구자가 만든 다양한 박테리아 배양

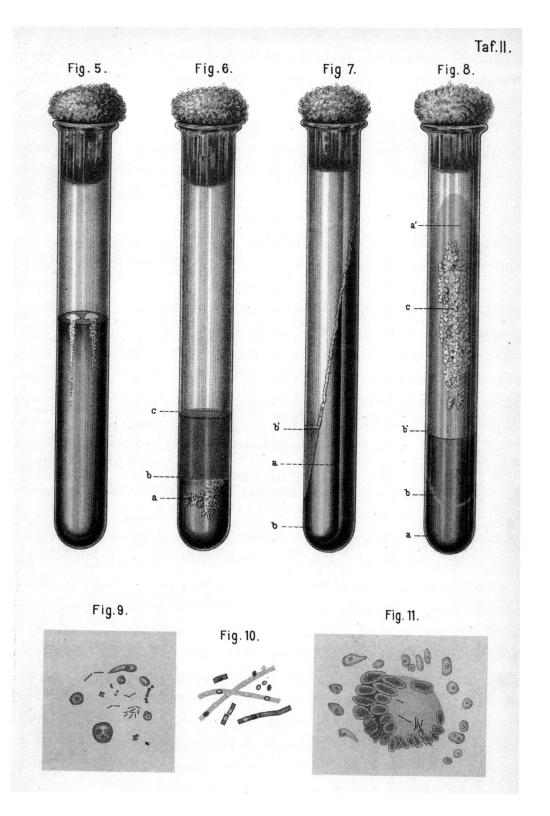

그는 막대 모양의 박테리아에서 생성된 포자가 박테리아 사멸 후에도 죽지 않는다는 것을 발견했다. 박테리아가 일찍 사멸해도 토양과 다른 물질이 수년간 감염성을 지니는 원인을 밝힌 것이다. 이를 근거로 탄저병으로 죽은 동물을 태우거나 동토에 묻도록 권고했다.

코흐는 탄저병 연구를 통해 처음으로 특정 미생물과 질병의 관계를 입증하고, 그러한 미생물의 생활사를 설명했다. 이는 질병의 세균 유래설에 커다란 진전을 이루는 대목이었다. 코흐의 연구 결과는 1876년에 출판되었고, 전 세계 과학자들이 특정 감염병과 특정 미생물의 관계를 파악하는 연구를 활발히 수행하는 계기가 되었다.

병원체 배양

코흐는 병원체 발견뿐만 아니라 실험실에서의 병원체 배양 방법에도 큰 공헌을 했다. 코흐는 순수 배양pure culture으로 박테리아를 배양하려고 했고, 이를 '모든 감염병 연구의 기초'로 특정 원인 유기체 분리에서 가장 중요한 단계라고 설명했다. 다른 학자들의 발견 사항을 토대로 코흐는 해조류에서 추출한 한천이 페트리 접시에서 증식 배지로 사용하기 적합함을 발견했다.

이로써 세균배양판기술plate technique of bacterial culture이 생기게 되었다. 액체 배지와는 달리, 배양판에서는 세균 집락이 분리되어 있어서 다양한 독소를 적용해볼 수 있었다. 코흐는 일부 독소는 세균 집락 증식을 억제(정균성)한 반면, 일부 독소는 박테리아를 완전히 사멸(살균성)시킨다는 것을 발견했다.

코흐와 결핵

코흐는 결핵 연구로 자신의 유명한 가설을 수립했다. 당시 많은 사람이 결핵이 유전성이라 생각했으나, 그는 결핵이 현미경 검사법에 사용되던 기존 염료로 확인되지 않는 미생물 때문이라고 생각했다. 그는 다양한 화합물을 실험하여 새로운 염료를 개발했고, 결핵균을 포함해서 이전에는 볼 수 없었던 박테리아를 표시할 수 있게 되었다.

그는 기존 연구를 근거로 몇 가지 가설을 세웠다. 첫째, 질병에 걸린 동물에는 질병을 유발한 미생물이 반드시 존재한다. 둘째, 그러한 미생물은 순수 배양으로 배양이 가능하다. 셋째, 순수 배양한 미생물을 건강한 동물에 접종하면 해당 동물에게서 동일한 질병이 발생한다. 넷째, 접종된 동물에서 배양된 미생물은 분리해야 한다.

오늘날 연구에 따르면 코흐의 가설에는 몇 가지 한계가 있다. 예를 들어 일부 병원체는 인간에게만 질병을 유발하며 동물에서는 배양되지 않는다. 바이러스와 같은 미생물은 무세포 배양조직에서는 증식하지 않는다. 다른 미생물이 있을 때에만 감염병을 유발하는 병원체도 있다. 그러나 코흐의 가설은 오늘날까지 미생물학에서 '널리 인정되는 표준'으로 여겨진다.

코흐는 자신의 가설을 세심하게 적용하여 결핵, 장결핵, 연주창같이 이전엔 서로 다른 질병으로 여겨지던 질병들이 모두 결핵균에 의한 것임을 입증했다. 그는 결핵 환자에게서 채취한 가래를 동물에 주입하여 질병을 유발했다. 코흐는 이 연구 결과를 1882년 발표하여 세계적인 명성을 얻었다. 그의 연구는 미생물학의 여러 핵심 인물에게 영감이 되었고, 이후 공로를 인정받아 1905년 노벨 생리의학상을 수상했다. 코흐의 발견으로 공중 보건 사업이 마련되었으며, 질병 억제를 위한 연구가 활성화되었다.

코흐와 콜레라

코흐는 콜레라 연구를 위해 이집트와 인도로 원정을 갔다. 그는 콜레라 사망자들의 장에서 쉼표 모양의 박테리아를 분리한 뒤 동물에 주입하여 콜레라를 유발하려 했으나 실패했다. 그의 가설의 한계가 드러나는 대목이었다. 그러나 그는 박테리아가 없는 곳에서는 질병이 발생하지 않음을 발견했다.

코흐는 분뇨-구강 질병인 콜레라를 예방하는 최선책은 깨끗한 식수를 공급하는 것이라고 조언했다. 시 당국은 물을 정화하여 질병 발생률을 격감했고, 몇몇 시에서는 콜레라가

> **"** 코흐는 자신의 창의력, 인내, 올바른 논증과 기법을
> 세심히 살피는 태도로 미생물학 역사상
> 가장 중요한 인물이 되었다.

완전히 사라졌다. 존 스노는 오염된 식수로 질병이 유발한다는 점을 입증했지만, 코흐는 그 오염이 실제로 무엇인지 밝혀낸 것이다.

업적

코흐가 항상 옳았던 것은 아니었다. 예를 들어 그는 파스퇴르는 의사가 아니라는 이유로 그의 연구 결과에 의구심을 품었다. 결핵 치료를 위해 많은 노력을 기울인 결과 결핵균 추출액 투베르쿨린Tuberculin을 개발하여 결핵을 근절할 수 있을 것이라 생각했지만, 그의 생각만큼 효과적이지는 못했다. 또한 소 결핵이 인간에게 질병을 유발하지 않는다고 주장했으나 이는 사실이 아니었다. 코흐는 자신의 업적에 대해 다음과 같이 썼다.

> *나의 노력이 평소보다 더 큰 성공을 거둔 것이라면, 그것은 내가 의학이라는 넓은 들판을 헤매던 중 그저 황금이 놓여 있는 길가를 우연히 지나게 되었기 때문일 것이다. 금과 불순물을 구분하는 데에는 약간의 운이 필요하다. 그것이 전부다.*

코흐의 문제 중 일부는 그의 천재성이었을지도 모른다. 그는 부주의하거나 어리석은 사람들에게 관대하지 않았으며, 논문과 발표 스타일도 전투적이었다. 그럼에도 그는 자신의 창의력, 인내, 올바른 논증과 기법을 세심히 살피는 태도로 미생물학 역사상 가장 중요한 인물이 되었다.

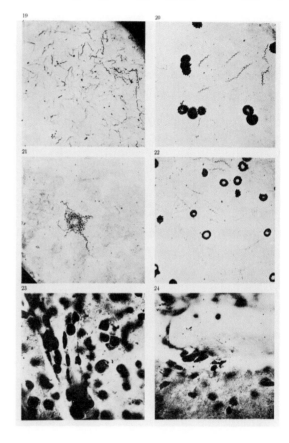

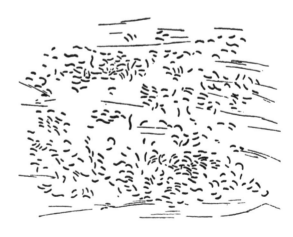

옆 페이지: 로버트 코흐
오른쪽, 위에서부터: 조직 표본 박테리아 등 코흐가 묘사한 박테리아 | 코흐가 스케치한 콜레라균

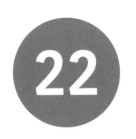

페텐코퍼:
잘못된 생각에서 나온 좋은 결과

막스 페텐코퍼Max Pettenkofer(1818~1901)는 독일 과학자다. 1892년 10월 7일 그는 음료수 한 잔을 마셨다. 하지만 그것은 평범한 음료수가 아니었다. 그가 마신 것은 콜레라균Vibrio cholerae을 희석한 배양육즙으로, 19세기 가장 끔찍한 질병 중 하나인 콜레라의 원인 물질이었다. 그는 이 음료를 실수로 마신 것이 아니었다. 그 반대였다.

과학적 경쟁

페텐코퍼는 로버트 코흐와 의견을 달리했다. 로버트 코흐는 당시 함부르크에서 발생한 콜레라 원인이 콜레라균 때문이라고 생각했다. 페텐코퍼는 코흐가 틀렸음을 입증하기 위해 코흐에게서 받은 배양육즙을 마신 것이다. 병에 걸리지 않으면 코흐가 틀렸음을 입증할 수 있을 것이라고 생각했다. 며칠 후 페텐코퍼는 다음과 같이 자신이 옳았음을 선언했다.

> 나는 스스로를 기만하고 그 실험으로 내 생명이 위태로워졌다 하더라도 조용히 죽음을 맞이했을 것이다. 내 실험은 어리석거나 비겁한 자살 행위가 아니기 때문이다. 나는 전장의 명예로운 군인처럼 과학을 위해 내 목숨을 바칠 것이다. 건강과 생명은 지상의 커다란 축복이지만 인간에게는 그것이 전부가 아니다. 인간이 동물과 다른 점은 더 높은 이상을 위해 생명과 건강을 기꺼이 희생할 수 있다는 점이다.

아이러니하게도, 역사의 흐름은 페텐코퍼에게 등을 돌렸다. 그는 위험한 실험에서 살아남았지만 일시적으로 설사병을 앓게 되었다. 머지않아 코흐와 감염론 지지자들이 옳았음이 입증되었다. 몇 년 후 아내와 여러 자녀가 사망한 후, 위대한 과학자이자 강직한 사람이었던 페텐코퍼는 절망감으로 스스로 목숨을 끊었다.

배경

페텐코퍼는 현재 독일 남부의 지역인 바이에른에서 태어났다. 그는 의학을 공부했지만, 1845년 졸업 후 화학 교수로 임명되었고, 1865년에 위생학 교수가 되었다. 화학자로서 그의 업적은 지대하여 러시아 화학자 드미트리 멘델레예프Dmitrii Mendeleev는 그의 업적을 토대로 화학 원소주기율표를 만들었다고 말하기도 했다. 그러나 페텐코퍼가 가장 위대하고 지속적으로 공헌한 것은 위생 분야였다.

페텐코퍼와 콜레라

페텐코퍼는 세심한 연구를 통해 열악한 위생 상태 때문에 질병이 야기된다고 확신했다. 당시 콜레라가 수년간 유럽 전역에서 여러 차례 발생하며, 수많은 사람의 목숨을 앗아갔다. 일부 전문가들은 무역로를 따라 질병이 발생한 것을 토대로 콜레라가 감염병이라고 주장했다. 페텐코퍼는 이에 동의하지 않았다. 여기에는 그럴 만한 이유가 있었다.

페텐코퍼는 도시의 어떤 지역에서는 참혹한 피해가 발생한 데 반해, 다른 지역은 화를 면했다는 사실에 주목했다. 프랑스 리옹처럼 사람이 붐비는 도시에 질병이 발생하지 않은 점을 지적하며, 토양에 오염된 하수가 스며들어 질병이 야기된 것이라고 주장했다. 리옹은 도시 바닥이 화강암으로 이루어져 있어, 감염병이 발생한 다른 도시와 달리 콜레라를 유발하는 원인이 된 토양 부패가 발생하지 않은 것이었다.

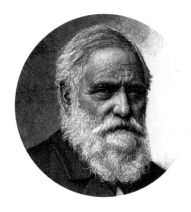

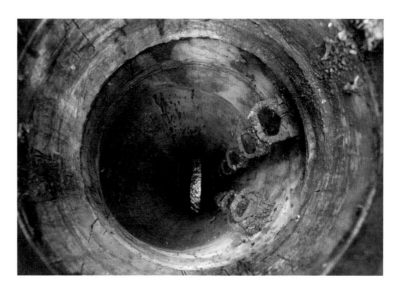

위: 막스 페텐코퍼
오른쪽: 페텐코퍼가 설계한 맨홀,
뮌헨의 하수도로 연결된다.

이러한 발상은 코흐 등이 주장한 콜레라가 인간의 내장에서 증식하여 분뇨-구강 경로로 전염되는 박테리아에 의해 오염된 음식이나 물을 통해 전염된다는 이론과 현저하게 다른 것이었다. 코흐는 원인 미생물을 발견하고, 사람 간에 전파되는 박테리아가 몸속에 들어온 것이 질병 발생에 결정적 원인이며, 물이 오염되었을 때 감염병으로 확대된다는 것을 발견했다.

업적 및 교훈

콜레라가 토양에서 증식한다는 점을 발견한 페텐코퍼는 몇 가지 중대한 조언을 했다. 그는 토양을 건조하고 오염되지 않은 상태로 유지하는 것이 가장 중요하다고 생각하고 도시에 깨끗한 식수가 유입되게 했으며, 쓰레기를 하수도로 배출하도록 했다. 비록 오늘날 대부분의 사람이 코흐가 옳았고 페텐코퍼가 틀렸다고 말하지만, 그의 이러한 조언이 수십만, 어쩌면 수백만 명의 목숨을 구했을 것이다.

페텐코퍼는 여러 방면으로 영향력을 발휘했다. 그는 매우 신중하게 연구에 임했고, 인품이 훌륭한 사람이었다. 그의 조언으로 사람들의 건강이 개선되었다. 가장 중요한 점은 그의 분석이 당시 정치, 경제 지도자들에게 유리하게 작용했다는 점이다. 질병 확산을 막기 위해 국제 무역이나 국내 상거래를 제한할 필요가 없었기 때문이다. 이에 비해 코흐는 힘든 싸움에 직면했다.

페텐코퍼가 생의 마지막에 가까워지면서 과학계에서는 질병에 전염성이 있다고 믿는 코흐의 주장에 무게가 실렸다. 1894년 페텐코퍼는 연구를 중단하고 집필을 계속하여 1899년 물의 정화에 대한 논문을 완성했다. 자신이 평생을 바친 연구가 진리로 굳어지지 못하고 아내와 자녀들이 사망하자 좌절한 그는 1901년 권총으로 자살했다.

페텐코퍼의 이야기는 비극적이지만, 여러 면에서 중요한 시사점을 준다. 훌륭한 학자들조차도 같은 증거를 가지고 전혀 다른 결론을 내릴 수 있다는 점이다. 또한 과학자는 이론적으로 정확하지 않아도 커다란 이점을 제공할 수 있다는 것도 알 수 있다. 가장 중요한 것은 감염병을 해결하는 과정은 항상 진실로 귀결되지 않고, 여러 실수와 막다른 벽에 부딪히게 된다는 것이다.

역사적 최악의 팬데믹

스페인 독감에 대하여 우리가 잘못 알고 있는 10가지

2018년은 1918년 스페인 독감이 발생한 지 100년째 되는 해였다. 1918년 1월 처음 발생해 1920년 2월까지 맹위를 떨치며 전 세계 약 500만 명이 감염되고, 5,000만~1억 명이 사망했다. 이는 당시 세계 인구의 무려 5%였다. 보통 어린이와 노인이 독감에 가장 취약한 반면, 1918년 스페인 독감이 발병했을 때에는 특이하게도 건강한 젊은 성인이 가장 많이 사망했다. 일각에서는 이를 역사상 최악의 팬데믹이라고 불렀다.

1918년 스페인 독감은 지난 100년 동안 꾸준한 연구 대상이었다. 그 기원, 확산, 영향에 관한 수많은 가설과 추측이 제기되었으며, 현재 많은 부분이 잘못 알려져 있다. 이 장에서는 우리가 스페인 독감에 대해 잘못 알고 있는 10가지를 살펴보고 바로잡음으로써, 스페인 독감에 대해 보다 정확하게 이해하고자 한다. 이를 통해 향후 유사한 재난을 미연에 방지하고, 그 충격을 완화하는 데 도움이 되는 시사점을 얻을 수 있을 것이다.

1. 스페인 독감은 스페인에서 발생했다

우리가 '스페인 독감'이라 부르는 독감이 스페인에서 발생했다고 믿는 사람은 없을 것이다. '스페인 독감'이라는 병명은 독감이 가장 맹위를 떨쳤던 제1차 세계대전 중 생겨났다. 주요 참전국들이 전쟁 중 적국에 이로운 상황이 알려지는 것을 원치 않아 독일, 오스트리아, 프랑스, 영국, 미국에 독감의 정도가 보고되지 않았다. 반대로 중립국이었던 스페인은 독감을 숨길 필요가 없었다. 그렇다 보니 스페인이 스페인 독감의 직격탄을 맞았다는 잘못된 인식이 생겼다. 실제로 독감이 어디서 처음 발생했는지는 현재까지도 알려지지 않았다. 가설에 의하면 동아시아, 유럽, 미국 캔자스주에서 발생했다.

2. 스페인 독감은 '슈퍼 바이러스' 때문이다

스페인 독감은 빠르게 확산하여 발생 후 불과 6개월 만에 2,500만 명이 사망했다. 일각에선 인류 종말이 다가온 것이라는 두려움에 빠졌고, 독감 종이 특히 치명적이었다는 추측이 오랜 기간 제기되었다. 그러나 최근 연구에 따르면 스페인 독감 바이러스 자체는 다른 독감 종보다 공격적이지 않았다. 당시 사망률이 높았던 이유는 군부대와 도시의 인구밀집, 전쟁으로 인한 열악한 위생 상태와 영양 상태 때문이었던 것으로 보인다. 당시 2차 세균성 폐렴이 발생한 것도 많은 사망자가 생겨난 원인이었다.

3. 1차 대유행이 가장 치명적이었다

사실 1918년 상반기 1차 대유행이 발생했을 당시 치사율은 상대적으로 낮았다. 오히려 2차 대유행이 발생했던 1918년 10~12월 사망률이 가장 높았다. 1919년 봄에 발생한 3차 대유행 치사율은 1차 대유행보다 높았지만, 2차 대유행보다는 낮았다. 2차 대유행 중 사망률이 급격히 증가했던 이유는 바이러스가 치명적인 종으로 변이했기 때문인데, 바이러스에 대한 인간의 반응 때문에 변이가 증폭된 것일 수 있다. 증상이 가벼운 환자는 집에 머물렀지만, 중증 환자들이 병원과

옆 페이지: 1918년 스페인 독감 바이러스

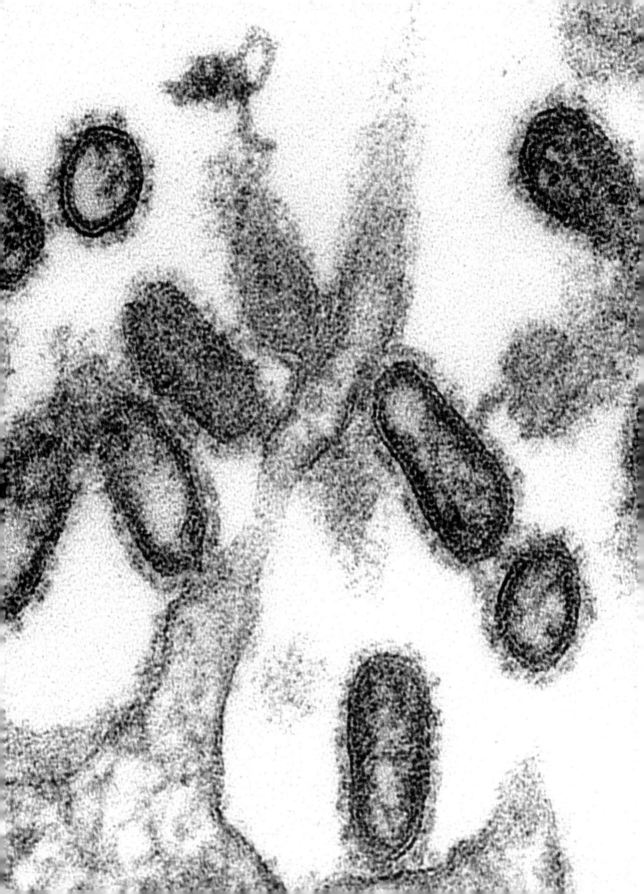

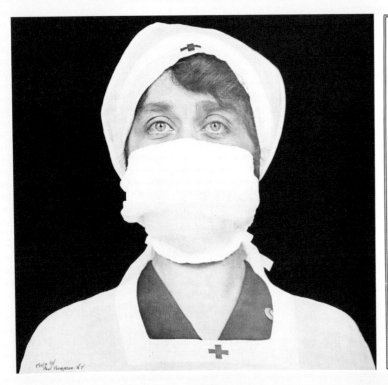

To Prevent
Influenza!

Do not take any person's breath.
Keep the mouth and teeth clean.
Avoid those that cough and sneeze.
Don't visit poorly ventilated places.
Keep warm, get fresh air and sunshine.
Don't use common drinking cups, towels, etc.
Cover your mouth when you cough and sneeze.
Avoid Worry, Fear and Fatigue.
Stay at home if you have a cold.
Walk to your work or office.
In sick rooms wear a gauze mask like in illustration.

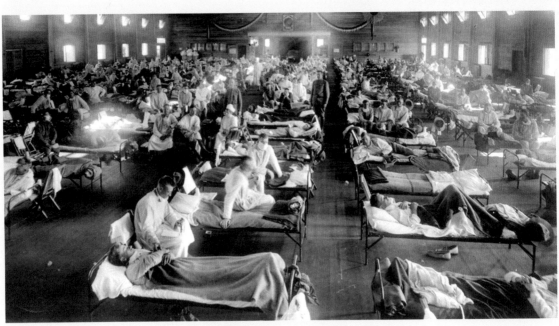

위: 독감 바이러스 확산을 늦추기 위해 고안된 홍보 광고
적십자 간호사가 마스크를 착용하고 있다.

아래: 1918년 제1차 세계대전
당시 캔자스주 펀스턴 캠프(Camp Funston), 참전 군인들
사이에서 감염병이 처음 등장한 병동

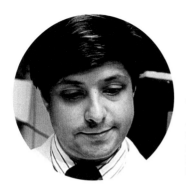

왼쪽: 제프리 토벤버거 (Jeffery Taubenberger), 미국 국립알레르기 감염병연구소(National Institute of Allergy and Infectious Diseases) 바이러스 학자

캠프로 몰려 치사율이 더 높은 종이 전파되는 환경이 조성되었기 때문이다.

4. 감염된 사람들은 거의 모두 사망했다

1918년 스페인 독감에 감염되었던 거의 대부분의 사람이 살아남았고, 전국적인 사망률은 20% 이하였다. 그러나 사망률은 집단별로 상이한 양상을 나타냈다. 미국의 경우 아프리카 원주민들이 특히 감염에 취약해서, 일부 지역에서는 지역사회 전체가 소멸하기도 했다. 스페인 독감의 증상은 이례적이었다. 코, 귀, 장에서 출혈이 발생하기도 했는데, 의료진들은 이 때문에 독감과 전혀 무관한 뎅기열이나 장티푸스를 의심하기도 했다. 물론 일반 독감 사망률이 1%에 못 미쳤으므로 사망률 20%는 이에 크게 웃도는 수치였다.

5. 당시 치료법이 거의 소용이 없었다

1918년 스페인 독감 발생 당시 항바이러스 요법이 존재하지 않았다. 하지만 이는 오늘날에도 상당 부분 마찬가지다. 현재도 대부분의 치료가 보조적 치료 중심으로 이루어진다. 과거 사망자가 많이 발생했던 이유가 아스피린 중독 때문이었을 수 있다는 의견이 제기되었다. 당시 의료 당국에서 권장한 하루 아스피린 복용량은 최대 30g이었기 때문이다(현재 안전한 것으로 간주되는 1일 복용량은 4g이다). 다량의 아스피린이 출혈 등 당시 보고된 여러 증상을 유발했을 수 있다. 그러나 아스피린을 쉽게 구할 수 없었던 곳에서도 사망률은 똑같이 높았다.

6. 스페인 독감이 당시 뉴스 지면을 도배했다

보건 당국, 경찰, 정치계에서는 스페인 독감의 심각성을 축소해야 했다. 앞서 언급한 바와 같이, 독감 발병 소식으로 동맹국의 사기가 저하되고 적군의 사기가 진작될 것을 우려했기 때문이다. 공공질서를 유지하고 공황이 발생하지 않도록 할 필요도 있었다. 그러나 당국이 필요한 조치를 취하지 않은 것은 아니었다. 감염병이 맹위를 떨치는 동안 많은 도시가 격리되어 경찰서와 소방서 등 필수 서비스가 중단되기도 했다. 일반시민들과 지역사회가 모범적으로 대응했으며, 특히 간호사들이 많은 기여를 하여 간호업에 대한 대중의 관심이 높아지기도 했다.

7. 스페인 독감이 제1차 세계대전 결과를 바꾸었다

스페인 독감으로 제1차 세계대전의 결과가 바뀌었을 가능성은 거의 없다. 양측 병력 모두 비슷하게 피해를 입었기 때문이다. 그러나 제1차 세계대전이 스페인 독감의 향방에 커다란 영향을 미쳤다는 점에는 의심의 여지가 없다. 수백만 명의 병력이 동원되고 집중되어 더 치명적인 바이러스 종이 발생했고, 전 세계로 전파될 수 있는 이상적인 환경이 조성되었다. 수년간 복무한 군인들의 사망률이 신병들보다 낮았다는 점에서 이전에 독감에 걸렸던 사람은 사망률이 낮다는 가설이 제기되었다.

8. 대대적인 예방 접종으로 스페인 독감이 종식되었다

오늘날 우리가 알고 있는 독감 예방 접종은 1918년에는 시행되지 않았다. 따라서 예방 접종으로 감염병이 종식된 것은 아니었다. 대신, 자연 감염을 통한 면역력 발생이 주효했다. 예를 들어 비교적 양성이었던 1차 대유행 때 독감에 걸렸던 사람들은 치사율이 높았던 2차 대유행 발생 당시 상대적으로 안전했다. 빠르게 변이하는 바이러스가 덜 치명적인 균주로 변이했기 때문이기도 하다. 이는 자연선택 모델로 설명할 수 있는데, 치명적인 균주가 치명적이지 않은 균주보다 확산될 가능성이 작으므로(숙주가 단기간에 사망하므로) 덜 치명적인 균주를 지니게 되는 것이다.

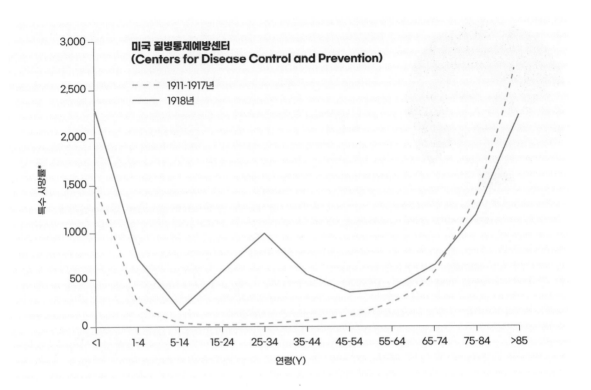

9. 바이러스 유전자 염기서열 분석이 이루어지지 않았다

지난 2005년 스페인 독감 바이러스 유전자 염기서열 분석이 성공적으로 이루어졌다. 이 바이러스는 알래스카 영구 동토층에 묻힌 스페인 독감 사망자의 사체와 당시 독감에 걸렸던 미군들의 표본에서 복구한 것이었다. 2년 후, 동일한 바이러스에 감염되어 사망한 원숭이에서 스페인 독감 증상과 동일한 증상이 관찰되었다. 병리학적 분석 결과, 원숭이에게서 바이러스에 대한 과잉 면역반응인 사이토카인 폭풍이 발생한 것으로 밝혀졌다. 이는 스페인 독감 사망자의 대부분이 건강한 젊은 층에서 발생한 이유이기도 하다.

10. 스페인 독감으로 오늘날 배울 점이 거의 없다

대유행 독감은 30~40년 주기로 발생하는 양상을 보인다. 이 때문에 전문가들은 다음번 독감이 '과연' 발생할 것인지가 아니라 '언제' 발생할 것인지에 대해 생각해야 한다고 지적한

다. 1918년 스페인 독감에서 우리가 배운 교훈 중 하나는 오늘날 적용할 수 있는 예방 접종의 중요성이다. 이는 특히 취약 집단을 중심으로 이루어져야 한다. 감염병 통제가 상대적으로 쉬운 초기 단계에 다음 감염병 발생을 예측하는 감시 시스템을 도입하는 것도 필요하다. 1918년에는 존재하지 않았던 항생제로 2차 세균 감염에 대응할 필요도 있다. 중증 환자와 죽음을 앞둔 환자를 격리하고 치료하는 공중 보건 재난 계획을 선제적으로 마련할 필요도 있다. 오늘날 우리가 가장 큰 희망을 걸 수 있는 부분은 개선된 영양 상태, 위생 상태, 생활 수준이다.

오늘날의 독감

대부분 독감 증상은 열, 콧물, 인후통, 기침, 근육통, 두통, 피로감이다. 1918년 스페인 독감이 우리 기억에서 거의 사라졌지만, 손 씻기와 예방접종 등 가장 일반적 예방 수칙부터 독감의 생물학적 성질에 대한 최첨단 연구와 항바이러스 약물 개발에 이르기까지 스페인 독감에서 우리는 여전히 많은

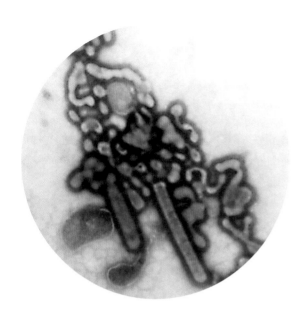

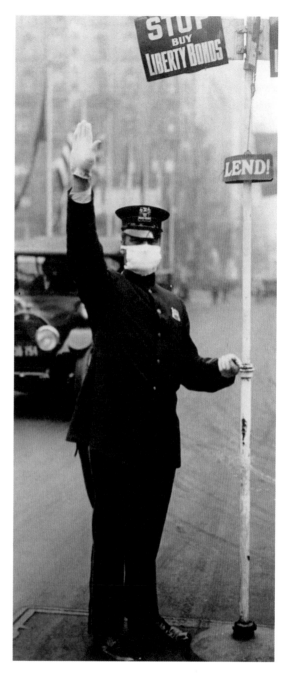

위: A형 독감 바이러스의 전자현미경 사진
오른쪽: 독감이 한창 유행하던 때 천 마스크를 착용한 뉴욕 교통
경찰관(1918년 10월)

것을 배우고 있다. 대유행 독감은 우리의 삶에 주기적으로 발생하게 될 것이다. 지난 팬데믹으로부터 충분히 교훈을 배워, 또 다른 세계적 대재앙이 발생하게 되더라도 그 충격을 완화할 수 있게 되기를 바랄 뿐이다.

> ❝ 대유행 독감은 30~40년 주기로 발생하는 양상을 보인다. 때문에 전문가들은 다음번 독감이 '과연' 발생할 것인지가 아니라 '언제' 발생할 것인지에 대해 생각해야 한다고 지적한다.

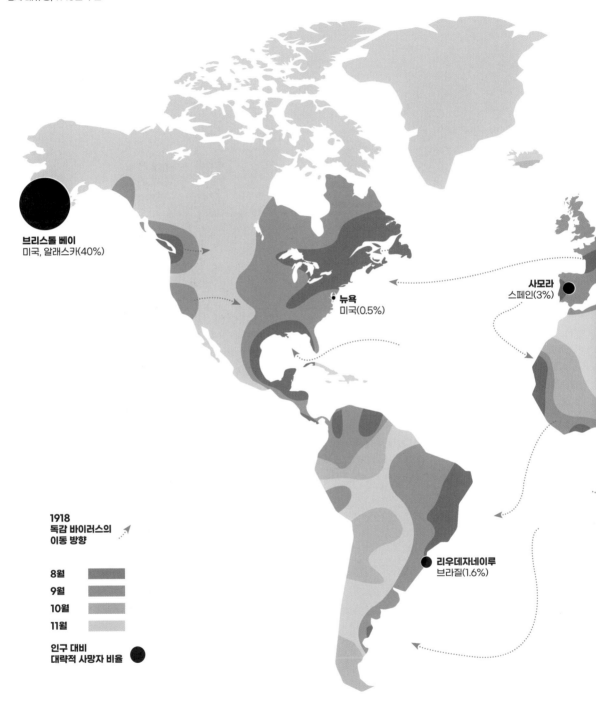

전 세계 스페인 독감 확산
2차 대유행, 1918년 후반

브리스톨 베이
미국, 알래스카(40%)

뉴욕
미국(0.5%)

사모라
스페인(3%)

리우데자네이루
브라질(1.6%)

1918
독감 바이러스의
이동 방향

8월
9월
10월
11월

인구 대비
대략적 사망자 비율

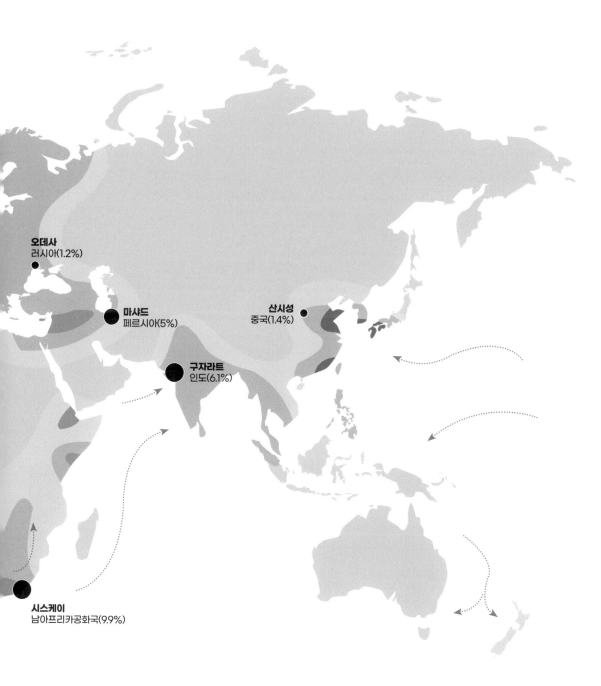

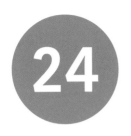

세상에서
가장 위험한 동물

세상에서 가장 위험한 동물은 무엇일까? 이 질문에 대답하기 위해서는 먼저 동물의 의미를 알아야 한다. 동물이란 생존을 위해 다른 생물이나 그 생물의 생산물을 먹고, 산소로 호흡하며, 움직이고, 성관계로 번식하는 다세포 유기체를 뜻한다. 박테리아나 바이러스 같은 미생물은 동물이 아니다. 지구상에는 약 7만여 가지의 동물 종이 존재하며, 약 6억 년 전 단일 조상으로부터 생겨난 것으로 추정된다.

이 세상에서 가장 위험한 동물이 무엇인지 물어보면 사람들은 보통 상어, 곰, 뱀 등을 생각하겠지만, 사실 이보다 더 위험한 동물이 있다. 이 동물은 우리에게도 매우 친숙한 동물로, 위에서 언급한 동물들이 죽인 인간의 수보다 더 많은 인간을 죽였다. 바로 인간이다. 한 해 약 50만 명의 인간이 인간에 의해 사망한다. 대규모 충돌이 발생하는 기간에는 그 숫자가 더욱 증가한다. 예를 들어 제2차 세계대전 당시에는 약 7,000만 명이 사망했다.

작지만 매우 위험한 동물

그러나 그러한 충돌 상황을 제외하면 인간이 인간의 주범은 아니다. 이 장에서 살펴보는 동물은 3,000여 종 이상의 비교적 작은 생물체다. 이 생물의 이름은 '작은 파리'를 뜻한다. 물 표면에 알을 낳고, 애벌레로 부화하며, 날개 달린 곤충으로 성장한다. 성충이 된 후에는 양서류, 파충류, 조류, 포유류(특히 인간) 등 다양한 생물의 피를 빨아 먹는다.

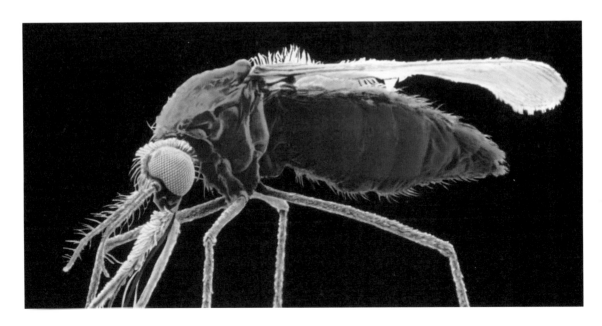

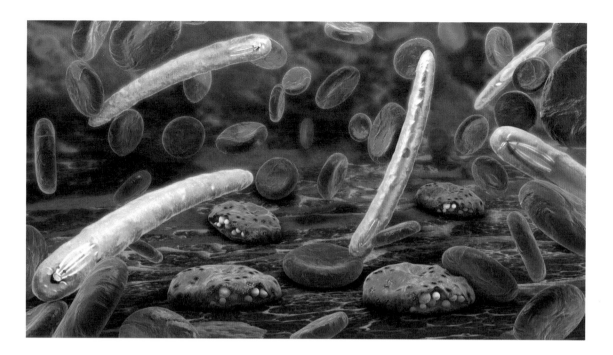

적어도 인간에게 있어 세상에서 가장 위험한 동물은 모기다. 최근 수십 년 동안 말라리아 등 모기 매개 감염으로 매년 약 100만 명이 사망한 것으로 추정된다. 특정 모기의 경우 단세포 말라리아원충plasmodium을 전파하는데, 번식을 준비하는 암컷 모기가 인간을 물 때 모기의 타액선을 통해 인간의 혈류로 유입된다.

고대 의사들은 말라리아가 늪지와 습지에서 나오는 '나쁜 공기'와 관련 있다고 생각하여 그러한 병명을 지었다. 프랑스 의사 샤를 라브랑Charles Laveran은 적혈구 속 말라리아 기생충을 발견하여 1907년 노벨 생리의학상을 수상했다. 이후 쿠바 의사 카를로스 핀라이Carlos Finlay는 모기가 사람에게 질병을 옮긴다는 증거를 발견했다.

말라리아원충은 수만 년 전 호박 속에서도 발견됐다. 따뜻한 기후에서 활동하는 모기 특성상 말라리아는 아프리카와 동남아시아 등 적도 지역에서 발생한다. 매년 감염 건수는 2억 건 이상으로 추정되며, 어린이가 전체 사망자의 3분의 2를 차지한다. 유럽과 미국의 연간 신규 감염 건수는 이보다 훨씬 적은 수천 건이다.

증상과 진행

감염되면 약 10~20일 후 두통, 발열, 근육통 등 독감 증상과 유사한 증상이 나타난다. 심각한 경우 호흡곤란, 발작, 혼수상태가 유발되며 사망에 이를 수 있다. 말라리아의 대표적 증상은 2~3일마다 주기적으로 나타나는 '열발작paroxysms of fever'이다. 미생물이 혈류로 침투한 것에 대한 반응이다.

말라리아원충은 원생동물이다. 모기에 물리면 원충이 혈류를 통해 간으로 들어가 수 주 동안 증상을 일으키지 않은 채 증식한다. 이후 간 세포를 빠져나가 혈류로 다시 들어가 적혈구를 감염시킨다. 이다음에는 원충이 적혈구를 파괴하고 나와 다른 세포를 감염시키면서 말라리아의 특징인 주기적인 발열이 나타난다.

말라리아는 면역체계로 치료되지 않는다. 말라리아원충이 간과 적혈구에 숨어 있기 때문이다. 인체에서 감염된 적혈구를 결함으로 인식하면 비장에서 흡수하여 재활용할 수 있지만, 말라리아원충이 감염된 적혈구를 작은 혈관벽에 부착시켜 산소 전달을 방해하여 이를 피할 수도 있다.

옆 페이지: 모기
위: 적혈구 속 말라리아원충

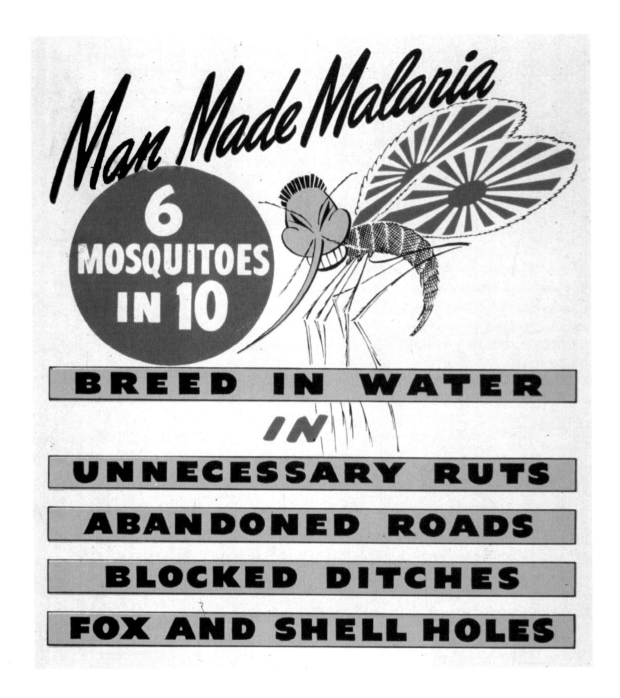

안타깝게도 효과적인 말라리아 백신은 아직 도입되지 않았다. 하지만 전파를 예방할 수 있으며 약물요법도 있다. 한 지역에서 말라리아가 발생하려면 세 가지 요소가 필요하다. 바로 모기, 인간, 높은 감염률이다. 우선 모기 개체 수가 많아야 하고, 인간 수도 많아야 하며, 모기에서 인간으로 전파가 잘 돼야 한다. 그런데 여기에 말라리아 발생을 감소시키거나 퇴치할 수 있는 열쇠가 있다.

위: 모기 번식지 경고 포스터

말라리아 퇴치

말라리아 퇴치를 위한 첫 번째 방법은 매개체인 모기를 공격하는 것이다. 방충제로 모기 물림을 방지하거나, 살충제로 모기를 죽일 수 있다. DDT는 20세기에 널리 사용되던 살충제다. 파울 뮐러Paul Muller는 DDT의 살충 효과를 발견하여 그 공로로 1948년 노벨 생리의학상을 수상했다. 그러나 1962년 레이첼 카슨Rachel Carson은 자신의 저서《침묵의 봄》에서 DDT가 환경, 특히 조류에 미치는 악영향을 다루어 큰 반향을 일으켰다.

모기장을 사용하는 방법도 있다. 모기와 인간 사이에 물리적 장벽을 두는 것이다. 이것은 특히 밤에 더 필요하다. 차단 효과를 더욱 높이기 위해 모기장에 방충제나 살충제 처리를 할 수도 있다. 아프리카 일부 지역처럼 말라리아 유행 지역에서는 모기장으로 수천만 명의 어린이를 보호했다. 하지만 아직도 모기장이 없는 사람들이 많다.

살충제를 오랜 기간 사용하면 모기 개체에 살충제 내성이 생길 수 있다. 박테리아가 자연선택으로 항생제내성을 지니는 것과 동일한 원리다. 모기가 서식하는 물웅덩이의 물을 빼거나 웅덩이를 덮어서 모기의 개체 수를 줄이는 방법도 있다. 이는 인구 밀도가 높은 지역에서 특히 효과적이다.

말라리아 감염은 경구 약물로 치료할 수 있다. 이러한 약물은 단일 약물에 대한 내성 발생 가능성을 줄이기 위해 병용 투여된다. 1970년대 투유유Tu Youyou는 중국 전통 약제를 토대로 아르테미시닌Artemisinin이라는 말라리아에 효과를 나타내는 여러 약물을 발견하여 2015년 노벨 생리의학상을 공동 수상했다. 퀴닌과 클로로퀸도 말라리아 치료제로 오랫동안 사용되고 있다.

말라리아원충의 생활사

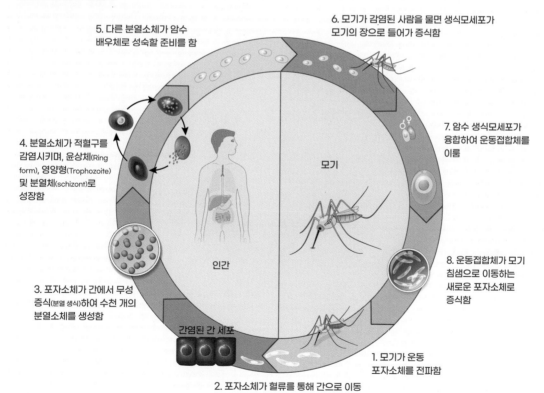

5. 다른 분열소체가 암수 배우체로 성숙할 준비를 함

6. 모기가 감염된 사람을 물면 생식모세포가 모기의 장으로 들어가 증식함

4. 분열소체가 적혈구를 감염시키며, 윤상체(Ring form), 영양형(Trophozoite) 및 분열체(schizont)로 성장함

7. 암수 생식모세포가 융합하여 운동접합체를 이룸

모기

인간

3. 포자소체가 간에서 무성 증식(분열 생식)하여 수천 개의 분열소체를 생성함

8. 운동접합체가 모기 침샘으로 이동하는 새로운 포자소체로 증식함

감염된 간 세포

1. 모기가 운동 포자소체를 전파함

2. 포자소체가 혈류를 통해 간으로 이동

말라리아원충에 대한 신약이 개발되고, 매개체인 모기를 감소시키는 유전자 기술이 도입되면서 말라리아 치료에 희망이 보이고 있다. 이러한 유전자 기술로는 발병 지역에 불임처리된 수컷 모기를 대량 유입하는 방법이 있다. 말라리아 백신도 활발히 개발되고 있다. 질병에 반복적으로 감염되면 결국 면역력이 생성된다는 점이 효과적인 백신 개발을 기대할 수 있는 이유다.

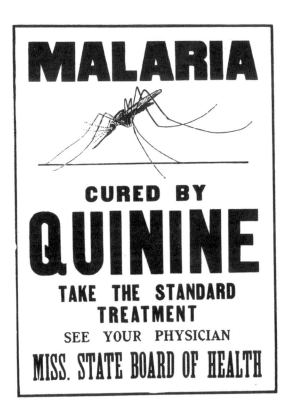

전 세계 말라리아

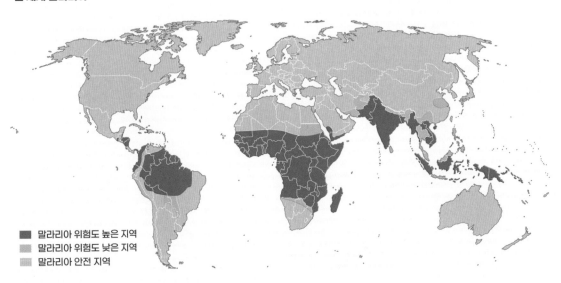

■ 말라리아 위험도 높은 지역
■ 말라리아 위험도 낮은 지역
■ 말라리아 안전 지역

맨 위: 말라리아 치료 홍보 공중 보건 포스터

옆 페이지 위: 모기장을 사용하여 모기 물림을 예방할 수 있다.

옆 페이지 아래: 가나의 과학자들, 말라리아를 통제하기 위해 연구하고 있다.

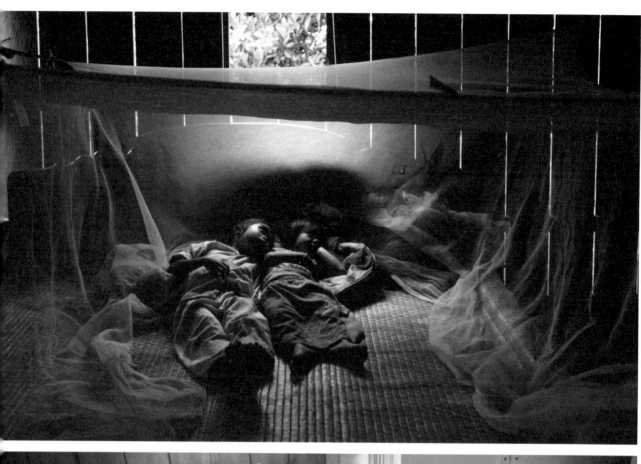
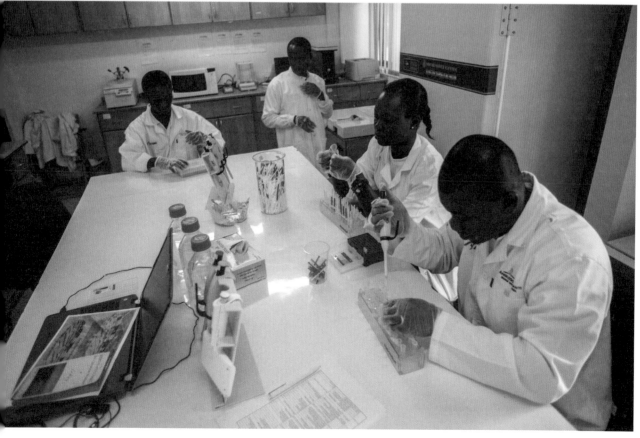

성병: 성매개감염병
밤의 질병

성매개감염병Sexually transmitted infection, STI은 그 병명에서 알 수 있듯이 성적 행동을 통해 전파되는 감염성 질병이다. 대부분 증상이 없거나 한동안 가벼운 증상만 나타나기 때문에 전염률이 더 높다. 일부 성병은 어머니에서 아기에게 수직 전염되기도 한다. 대부분 박테리아, 바이러스, 기생충이 원인으로 현재까지 24종 이상의 성병이 확인되었다.

이 장에서는 HIV/에이즈와 HPV/자궁경부암을 제외한 성병에 대해 살펴보고자 한다. HIV/에이즈와 HPV/자궁경부암은 다른 장에서 별도로 다루기로 한다. HIV/에이즈를 제외하고, 전 세계 약 10억 명이 성병에 감염되며, 연간 10만 명이 사망하는 것으로 추정된다. 미국에서는 매년 약 2,000만 건의 새로운 성병이 진단되는 것으로 추정된다.

성병 감염을 막는 가장 확실한 방법은 성관계를 피하는 것이다. 여러 사람과 성적인 접촉을 하지 않고, 콘돔 등 피임 기구를 사용하는 방법이 있다. 예방 접종으로 B형 간염과 HPV 감염을 예방할 수도 있다. 대부분 성병은 항생제로 치료된다.

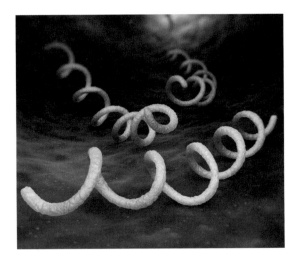

매독

매독은 매독균Treponema pallidum이라는 나선 모양의 박테리아 감염으로 발생한다. 이 박테리아는 종종 스피로헤타Spirochete라고도 불린다. 처음에는 감염 부위에 궤양이 발생하고 이후 광범위한 발진이 생기며, 몇 년 또는 수십 년 후 심장 및 신경계로 매독균이 침범하여 질환으로 사망에 이를 수 있다.

전 세계적으로 약 5,000만 명이 매독에 감염된 것으로 추정되며, 매년 약 600만 건의 신규 감염이 발생하고, 10만 명이 사망한다. 다행히 페니실린 등 일반적 항생제를 1회 투여하여 초기 감염을 치료할 수 있다. 질병이 말기 단계로 진행된 후에는 장기간 치료해야 한다.

매독의 유래는 잘 알려져 있지 않다. 하지만 아메리카 대륙에 존재했던 것으로 보이며 이곳을 정복했던 유럽 탐험가들에 의해 유럽으로 전파된 것으로 추정된다. 첫 발병은 15세기 말 프랑스가 이탈리아를 침략했을 때 발생했다. 이 때문에 일각에선 매독을 '프랑스 병'이라고 불렀다.

스피로헤타가 발견되기 전에도 사람들은 매독이 성관계를 통해 전파된다는 것을 알고 있었다. 매독이 널리 퍼지자 난교와 매춘에 대한 사회적 낙인이 심해졌다. 당시 수은 함유 화합물 등이 매독 치료에 사용되었는데, 이러한 화합물은 질병 자체만큼이나 인체에 해로웠다.

위: 매독을 일으키는 박테리아인 매독균
옆 페이지: 매독 경고 미국 공중 보건 포스터

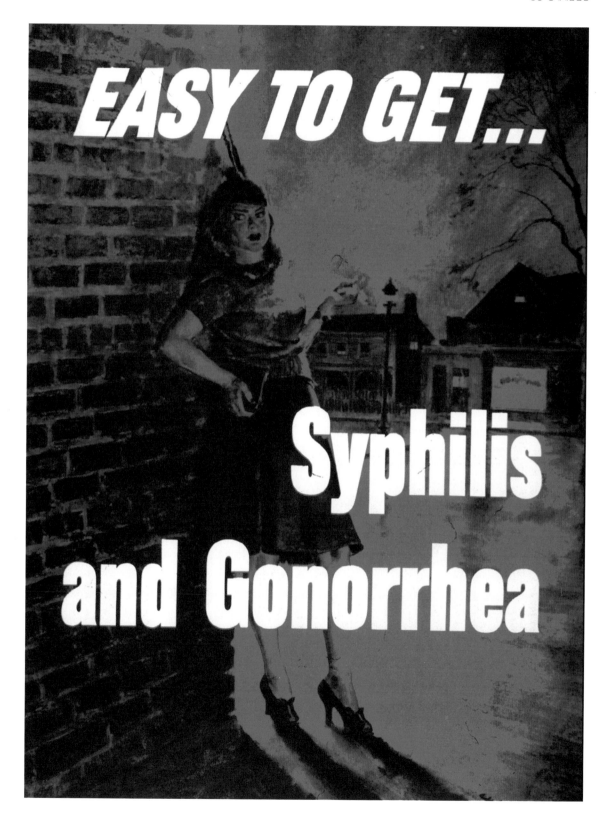

1905년 매독 원인균이 발견되고 나서 비소와 살바르산 화합물 치료제가 생산되었다. 이것은 최초로 매독을 효과적으로 치료한 치료제였으나, 1940년대 페니실린이 널리 보급되면서 대체되었다.

매독과 관련된 가장 암울한 역사는 20세기 중반 미국이 주도한 터스키기Tuskegee 매독 연구와 과테말라Guatemala 매독 연구였다. 터스키기 연구에서 매독에 걸린 가난한 흑인 남성들이 자신의 병명을 모른 채 질병 진행 관찰을 위해 수십 년간 치료를 받지 못하고 방치되었다. 과테말라 매독 실험에서는 의사들이 과테말라 피험자들을 동의 없이 성병에 감염시킨 후 그 사실을 은폐했다.

임질

임질은 임균Gonococcus 감염으로 발생한다. 남성의 경우 배뇨 시 통증, 음경 분비물이 발생한다. 여성은 자궁과 나팔관이 감염되어 배뇨 시 통증, 분비물, 골반염이 발생한다. 매년 신규 감염 건수는 1억 건으로 추정된다. 항생제로 치료 가능하지만 약물 내성이 증가하고 있다.

병명은 생식샘gonad의 '씨앗'과 '흐름'을 의미하는 그리스어에서 유래됐으며, 생식기에서 발생하는 분비물을 뜻한다. 일부 학자들은 성서에 임질에 대한 설명이 등장했다고 주장한다. 첫 번째 병명은 프랑스어에서 유래한 '클랩Clap'이었다. 집창촌이 모여 있고 임질이 자주 퍼졌던 파리 르 클라피에르Le Clapier에서 그 명칭이 유래한 것이라는 주장도 일부 있다.

임질 전파 감소 노력은 12세기로 거슬러 올라간다. 1879년 알베르트 나이서Albert Neisser(1855~1916)가 임질 원인균을 처음 발견한 후, 자신의 이름을 따서 임균Neisseria gonorrhoeae(나이세리아 고노리아)이라고 학명을 정했다. 초기 임질은 수은 화합물과 질산은으로 치료했고, 이후 수십 년 동안 페니실린으로 치료했다. 그러나 1980년대 들어 페니실린 내성을 지닌 박테리아가 나타나기 시작했다.

클라미디아

클라미디아Chlamydia는 감염성 유기체와 그로 인해 발생하는 성병을 모두 뜻하는 용어로 클라미디아 트라코마티스Chlamydia trachomatis가 원인균이다. 대부분 증상이 없지만 여성은 배뇨 시

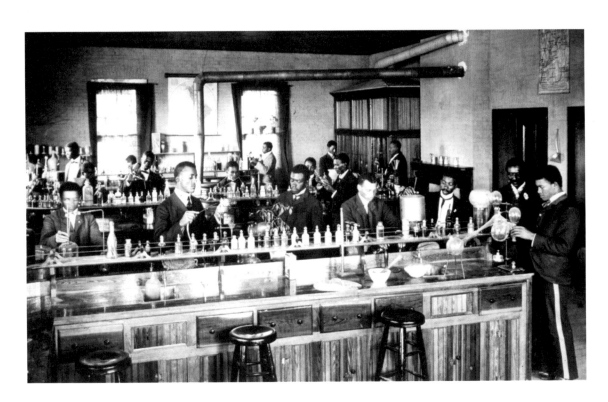

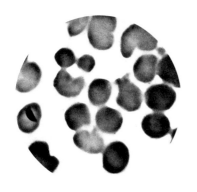 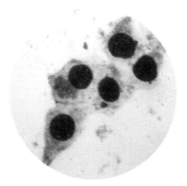 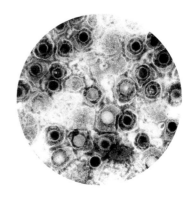

작열감이 있을 수 있으며, 질 분비물이 발생한다. 합병증으로 골반염이 발생하는데, 이는 불임의 원인이 되거나 자궁외 임신 위험을 증가시킬 수 있다.

매년 약 6,000만 건의 신규 사례가 발생하는 것으로 추정된다. 클라미디아는 임질과 마찬가지로 치명적인 질병은 아니지만, 개발도상국에서는 수년간 감염이 눈으로 확산되어 실명되는 사례가 발생했다. 어머니에게서 아기에게 수직 감염되며 폐렴 및 눈 감염을 유발할 수 있다.

클라마디아는 '망토cloak'를 의미하는 그리스어에서 파생되었으며, 원인균은 1907년 발견되었다. 자연 숙주는 인간이며 세포 내에서만 생존하여, 절대세포내박테리아obligate intracellular bacterium가 된다. 일반 항생제로 치료 가능하며 조기 치료로 합병증을 예방할 수 있다.

헤르페스

헤르페스 바이러스 가운데 단순포진 바이러스는 입술이나 입에 물집이 생기는 구강 헤르페스와 생식기에 물집이 생기는 생식기 헤르페스를 유발할 수 있다. 물집이 터지면서 궤양이 생기지만 대체로 몇 주 안에 치유된다. 많은 환자에게서 재발하지만 시간이 지나면서 빈도와 강도가 감소한다.

헤르페스 원인 바이러스는 단순포진 바이러스 1형Herpes simplex virus type 1, HSV-1과 2형HSV-2이다. 1형 바이러스는 일반적으로 구강 병변을 유발하고, 2형은 생식기 병변을 유발한다. 감염 시 감각신경에 잠복해 있다가 감염자가 스트레스를 받을 때 재활성화된다. 항바이러스제로 치료할 수 있지만 완치되는 것은 아니고 백신은 없다.

전 세계 성인 중 최소 3분의 2가 감염된 것으로 추정되는데, 대부분 이를 인지하지 못한다. HIV/에이즈 환자처럼 면역 체계가 손상된 환자의 경우 뇌염, 뇌수막염, 간염을 일으킬 수 있다.

헤르페스는 'creeping(기어가다)'이라는 의미의 그리스어에서 유래되었는데, 물집이 번지는 것을 뜻하는 듯하다. 수천 년 동안 존재했으며 생식기형genital form은 100만 년 전 침팬지에서 인간으로 전파되었다. 바이러스성 원인은 1940년대에 확인되었으며, 이후 여러 가지 항바이러스제가 개발되었다.

옆 페이지: 앨라배마주 터스키키 연구소(Tuskegee Institute) 실험실의 학생들
맨 위, 왼쪽부터: 임질 원인균 | 트라코마 클라미디아 | 헤르페스 바이러스의 전자현미경 사진

페니실린

26

인류는 질병을 일으키는 다양한 박테리아 감염으로 고통받았다. 페니실린의 발견과 생산은 이러한 박테리아와 인류의 싸움에 가장 중요한 사건이었다. 페니실린을 처음 발견한 사람은 스코틀랜드 의사 알렉산더 플레밍으로, 1928년 우연히 페니실린을 발견했다.

알렉산더 플레밍은 아버지의 두 번째 결혼에서 태어났다. 아버지는 농부였다. 1906년 의과대학을 우등생으로 졸업한 후 제1차 세계대전에 참전하여 복무하기 전 세균학 연구를 시작했고, 종전 후 런던에서 세균학 교수가 되었다. 플레밍은 군인들이 상처 감염으로 사망하는 것을 보고 항균 물질을 연구하기 시작했다.

우연한 발견

그가 처음 발견한 것은 라이소자임Lysozyme으로 점액, 눈물, 침에서 발견되는 항균성 효소다. 어느 날 그는 질병 유발 박테리아인 포도상구균을 연구하던 중 기르던 접시를 배양기 밖에 둔 채로 휴가를 다녀왔다. 휴가에서 돌아왔을 때, 포도상구균이 놓인 접시에 균류가 자라 있었고, 균류 주변에는 포도상구균이 하나도 없는 것을 발견했다.

그 균류는 일반적 곰팡이인 푸른곰팡이Penicillium(솔처럼 생긴 자실체 모양 때문에 '페인트 솔'을 뜻하는 라틴어 penicillus에서 그 명칭이 유래됨)였다. 플레밍은 이를 배양하여 여기서 생성된 항균 물질을 분리한 후, 이를 '곰팡이즙'이 아닌 페니실린이라고 이름 붙였다. 그는 이후 페니실린이 포도상구균뿐만 아니라 다른 여러 종류의 박테리아 성장도 억제한다는 것을 입증했다.

그러나 푸른곰팡이는 배양하기 어려웠고, 여기서 페니실린을 분리하는 것은 더 어려웠다. 또한 플레밍은 페니실린이 너무 불안정하여 몸속에서 약효를 발휘할 만큼 충분히 오래 남아 있을 수 없다고 생각했다. 환자를 치료할 만큼 충분한 양을 생산하는 것이 불가능하다고 결론지은 것이다.

아래: 열흘 동안 곰팡이가 자라 페니실린이 생기는 모습

옆 페이지: 페니실린이 생성된 곰팡이에서 멀리 떨어진 세균 집락

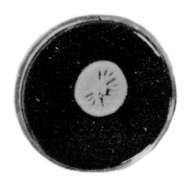 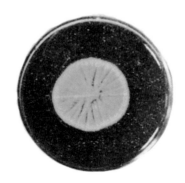 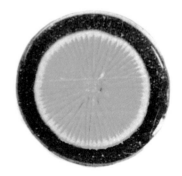

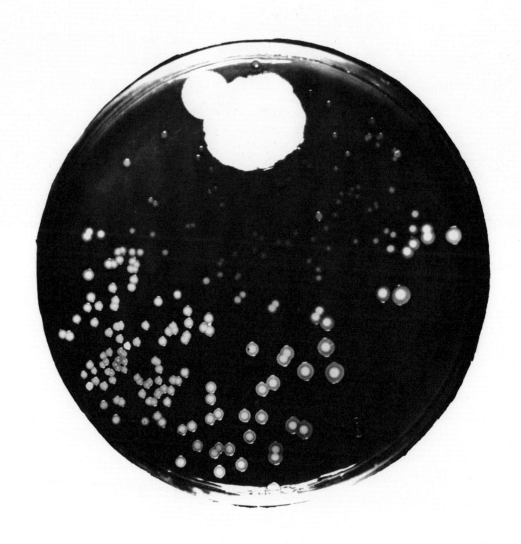

The beginning of Penicillin

Alexander Fleming

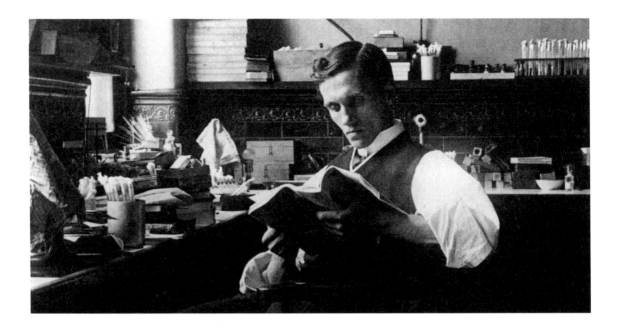

연구를 계속하다

다행히 다른 연구자들은 플레밍의 발견에 관심을 가졌다. 대표적인 인물은 로즈장학제도로 옥스퍼드대학에 다녔던 호주 병리학자 하워드 플로리Howard Florey(1898~1968)와 1933년 나치 정권을 피해 이주한 독일 생화학자 언스트 체인Ernst Chain(1906~1979)이었다. 두 사람은 1939년 옥스퍼드대학에서 만났다. 생화학자 노만 히틀리Norman Heatley와 에드워드 에이브러햄Edward Abraham도 페니실린과 관련하여 커다란 업적을 이루었다.

플레밍이 한계라고 여겼던 기술적 난제에 흥미를 느낀 플로리와 체인은 플레밍의 연구를 토대로 페니실린이 생명체에 미치는 영향을 연구했다. 1940년 그들은 페니실린으로 생쥐의 박테리아 감염을 치료했다. 1941년에는 얼굴에 심한 피부 감염을 입은 경찰관에게 페니실린을 투여했다. 감염에는 효과가 나타났지만 페니실린이 부족하여 경찰관은 사망했다.

플로리와 체인은 페니실린을 대규모로 생산하기로 했다. 당시 제2차 세계대전이 발발하여 영국의 자원이 주로 전쟁에 소비되었다. 이에 플로리는 미국으로 가서 제약회사를 설득했다. 군인들의 박테리아 감염을 치료하기 위해서였다. 1942년 미국 제약회사 머크Merck에서 페니실린을 대량 생산했고, 1944년까지 수백만 명에게 투여되었다.

그들은 이후 한 가지 난제에 부딪혔다. 신체 내 약물 제거율이 너무 높았던 것이다. 투여한 지 불과 몇 시간 안에 신장을 통해 약물의 5분의 4가 배설되었다. 초기에는 페니실린이 너무 귀해서 환자의 소변에서 약품을 추출하여 재사용해야 했다.

이에 대한 단기적 해결책이 등장했다. 통풍 치료제로 사용되었던 프로베네시드가 페니실린 배설을 억제하는 것으로 밝혀졌던 것이다. 두 약물을 함께 투여하자 페니실린이 몸에 더 오래 남아 약효를 연장할 수 있었다. 이후 페니실린을 대량 생산할 수 있게 되었고, 다른 항생제가 개발되면서 프로베네시드 사용이 감소했다.

추가적 발전

1942년 에드워드 에이브러햄은 페니실린의 화학 구조를 제안했으며, 도로시 호지킨Dorothy Hodgkin(1910~1994)은 이를 확인했다. 호지킨은 이집트에서 태어났으며 부모는 영국인으로 교육부에서 근무했다. 호지킨은 화학에 소질을 보였다. 16살 생일에 그녀의 어머니는 X선 결정술에 관한 책을 선물해주었다. 호지킨은 옥스퍼드대학과 케임브리지대학에서 공부했으며, 1937년 박사 학위를 받았다.

호지킨은 옥스퍼드대학교로 돌아온 후 페니실린을 연구하기 전 다양한 화합물에 대한 X선 결정술을 연구했다. 류마티스 관절염에 걸려 심한 통증으로 고통받고 손의 모양이 변형되었으며, 휠체어를 타게 되었지만, 그녀는 페니실린, 비타민 B_{12} 및 인슐린 구조를 파악하는 등 평생을 생산적 연구에 전념했다.

페니실린의 핵심 화학 구조는 박테리아 세포벽을 파괴하는 베타-락탐 고리Beta-lactam ring다. 박테리아는 증식하고 분열할 때 자신들의 세포벽을 분해한 후 다시 모은다. 페니실린의 베타-락탐 고리는 박테리아의 세포벽 구성 요소에 결합하는 효소에 같이 결합하여, 세포를 빠르게 사멸시킨다.

일부 박테리아는 이에 대한 대응으로 베타락타마제Beta-lactamase라는 효소를 생산하는데, 이 효소는 페니실린의 베타-락탐 고리를 파괴하여 페니실린 및 관련 항생제의 항균 효과를 제거한다. 체인과 에이브러햄은 페니실린을 상업적으로 생산하기 전 이 효소를 발견했다. 효소가 페니실린에 대한 방어 수단으로 박테리아에서 진화한 것이었다. 이후 항생제가 광범위하게 사용되면서 유병률이 증가했다.

업적 및 꾸준한 연구

페니실린 연구는 꾸준히 이어졌다. 1961년 항균에 광범위한 암피실린이 도입되었다. 이후 베타락타마제에 저항하는 합성 페니실린인 메티실린이 개발되었다. 1964년 여러 균류에서 추출한 세팔로스포린계가 처음 출시되었다. 세팔로스포린계 약물은 광범위한 박테리아에 효과를 나타냈다.

페니실린을 연구한 많은 과학자가 그 공로를 인정받았다. 1945년 플레밍, 플로리, 체인은 연구 성과를 인정받아 공동으로 노벨 생리의학상을 수상했다. 1964년 도로시 호지킨은 페니실린의 분자 구조를 결정한 공로로 노벨 화학상을 수상했다. 플로리는 페니실린 특허를 고려했으나, 비윤리적이라 판단하고 특허를 내지 않았다.

페니실린은 제2차 세계대전 동안 수많은 군인의 목숨을 구했다. 페니실린이 없었다면 많은 군인이 상처 감염으로 사망했거나 감염 부위를 절단해야 했을 것이다. 페니실린은 군대에서 임질과 같은 성병 치료에도 사용되었고, 전쟁이 끝난 후 민간에도 보급되었다. 일각에서는 페니실린으로 약 2억 명이 목숨을 구했을 것이라고 말한다.

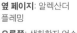 일각에서는 페니실린으로 약 2억 명이 목숨을 구했을 것이라고 말한다.

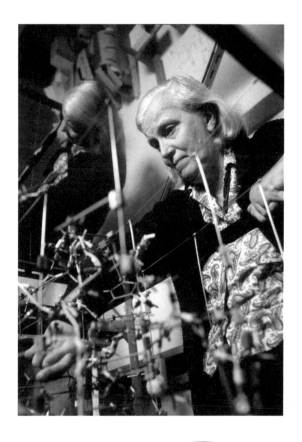

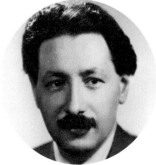

옆 페이지: 알렉산더 플레밍

오른쪽: 생화학자 언스트 체인

위: 영국의 화학자 도로시 호지킨

감염병 근절을 위한 노력

인간의 감염병 퇴치 노력은 말 그대로 '전투'였다. 오랫동안 인간은 운이 나쁜 편에
속했고, 콜레라, 가래톳흑사병, 매독 등 다양한 질병으로 수많은 사람이 목숨을
잃었다. 존 스노의 브로드가 펌프 폐쇄 조치나 알렉산더 플레밍의 페니실린 발견으로
인간이 감염병과의 싸움에서 유리한 고지를 확보하는 듯한 순간도 있었다.

그러나 이는 병원체와 숙주 양측이 다음번 전투에서 다시 싸울 수 있도록 균형이 맞추어지는 단순한 변화에 불과했다. 인간이 병원체와의 전투에서 완전하고 최종적인 승리를 이룬다는 것은 불가능한 듯했다. 모든 미생물이 승리하려면 인간이 몰살되어야 할 것이고, 인간이 승리하려면 병원체를 멸종시켜야 할 것이기 때문이다.

인간이 구충, 황열병, 요스(딸기종), 말라리아 등의 박멸을 시도하며 승리를 염원한 적이 있었다. 물론 큰 진전이 있었지만, 병원체는 사라지지 않았다. 말라리아만 해도 모기 매개체에 대한 경계가 느슨해지면 다시 발생할 것이기 때문이다.

천연두

인간이 최초로 유일하게 박멸에 성공한 감염병은 천연두였다. 1960년대 예방 접종 프로그램이 시작된 후 불과 약 5년 만에 천연두 발병 국가가 전 세계 약 30여 개국에서 5개국으로 감소했다. 그러나 숫자가 감소함에 따라 천연두가 사라지지 않은 국가에서는 근절이 더 어려워졌다.

이디오피아와 소말리아가 그 예다. 이디오피아의 경우 내전으로 보건 당국이 자국 내 여러 지역으로 접근하는 것이 어려웠다. 소말리아는 질병 감시 체제가 열악하여 감염이 상당한 수준으로 퍼질 때까지 보고가 제대로 이루어지지 않았다. 하지만 여러 어려움 끝에 천연두는 마침내 근절된 것으로 보이며, 천연두가 마지막으로 보고된 것은 1977년이었다.

소아마비

반대로 소아마비는 감염병 근절 노력이 실패한 경우다. 인간은 소아마비를 근절할 수 있었지만, 수십 년간 지연되어왔다. 소아마비 근절이 지연되는 이유를 알려면, 질병과 그 질병을 일으키는 바이러스에 대해 알아야 한다.

소아마비 바이러스는 RNA 바이러스다. 1904년 카를 란트슈타이너Karl Landsteiner(1868~1943)가 처음 분리에 성공했다. 카를 란트슈타이너는 1900년 인간 혈액형을 구별하여 1930년 노벨 생리의학상을 수상했다. DNA 이중 나선 구조를 발견했던 로절린드 프랭클린Rosalind Franklin(1920~1958)은 X선 회절법으로 소아마비 바이러스 구조를 밝혀냈다.

소아마비 바이러스는 오염된 음식이나 식수를 통해 대변-구강 경로로 전파된다. 최대 6주까지 증상이 나타나지 않은 채 다른 사람에게 전파된다. 감염자 4분의 3가량이 무증상이며, 약 4분의 1에서 발열 및 인후통이 관찰되고, 드물게 근육 약화와 마비가 발생한다.

대부분 완치되지만, 일부 환자는 수년 후 근육이 약해지고 마비가 오는 소아마비후증후군이 발생한다. 마비로 호흡이 어려워져서 20세기에는 '철의 폐Iron lung'라 불리는 기기가 사

옆 페이지: 소아마비후증후군(postpolio syndrome) 어린이가 목발로 걷는 연습을 하고 있다.

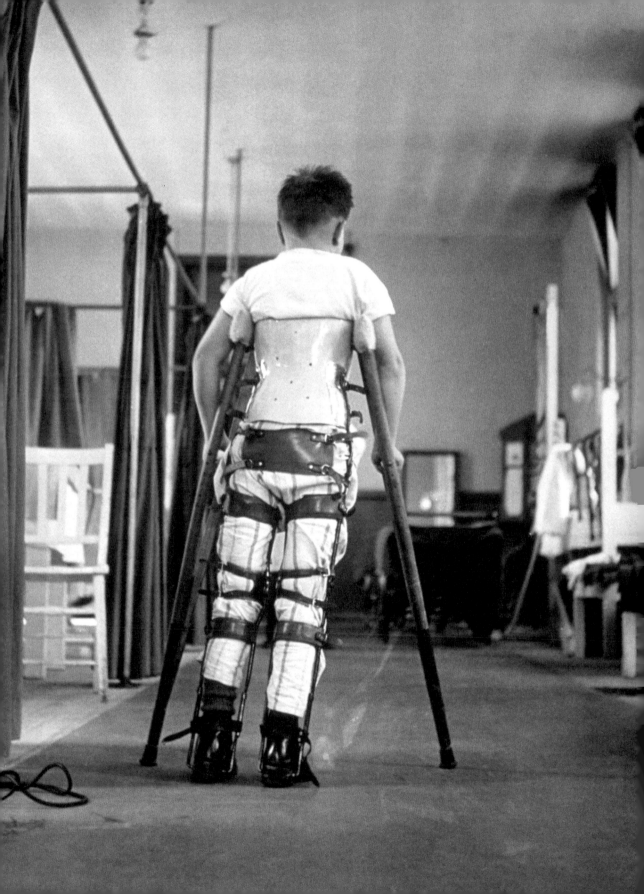

용되었다. 환자가 안에 누우면 주기적으로 음압을 만들고 가슴을 확장하여 폐로 공기를 넣는 장치였다.

마비 환자의 1%는 운동신경세포가 파괴된다. 바이러스가 신경 경로를 따라 척수로 퍼져 근육을 수축시키는 운동신경세포를 파괴하는 것이다. 환자 나이가 많을수록 마비성 소아마비 발생 가능성이 커진다. 어린아이들은 주로 다리에 마비가 발생하는 반면, 성인의 경우 호흡기관 근육을 포함하여 신체 전반에 증상이 발현된다.

1950년대 유럽과 미국에서 마비성 소아마비 발생이 최고를 기록했다. 1952년 미국의 상황은 최악으로 치달아 5만 8,000명이 감염되었고, 약 2만 명이 마비가 치료되지 못했다. 이에 소아마비 구제 모금 운동 '다임스의 행진' 등 자선 운동이 시작되었다. 프랭클린 루스벨트 미국 대통령이 소아마비후증후군을 앓고 있어 관심이 더 증대되기도 했다.

소아마비 백신은 1950년대에 개발되었다. 조너스 소크는 주사로 투여하는 불활성화 바이러스를 개발하여 예방 접종자 99% 이상에서 모든 유형의 소아마비 바이러스에 대한 항체를 형성했다. 앨버트 세이빈은 장에서 유지되고 접종자의 95%에서 항체가 생성되는 경구용 생백신을 개발했다. 1960년대에 세이빈의 백신이 더 인정받게 되어 전 세계에 배포되었다. 그러나 세이빈의 백신은 완벽하지 않아, 약 100만 분의 1의 확률로 마비가 발생했다.

21세기 들어 자연발생 소아마비보다 부작용으로 인한 소아마비 발병 사례가 많아지기 시작하여, 일부 국가에서는 불활성화 백신으로 소아마비 백신을 바꿨다.

소아마비 박멸 노력은 처음에는 매우 성공적이었다. 미국에서 자연발생 소아마비는 1990년대 초 마지막으로 발생했다. 유럽에서는 2000년대 초 소아마비가 사라졌다. 그러나 아프가니스탄, 파키스탄, 나이지리아에서는 여전히 소아마비가 근절되지 않아, 각국에서 매년 약 100건이 발생한다.

이러한 국가에서 소아마비 박멸이 어려운 이유는 험준한

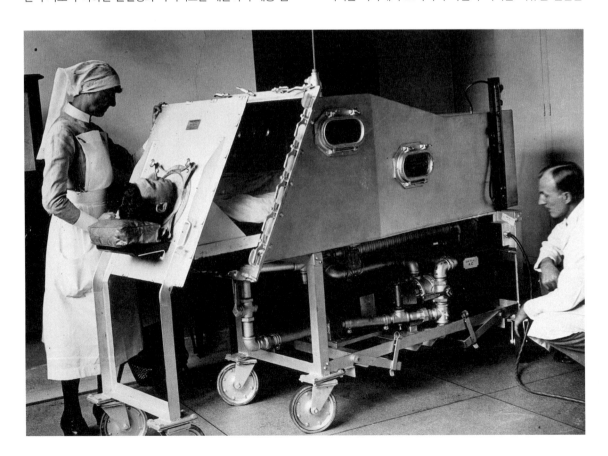

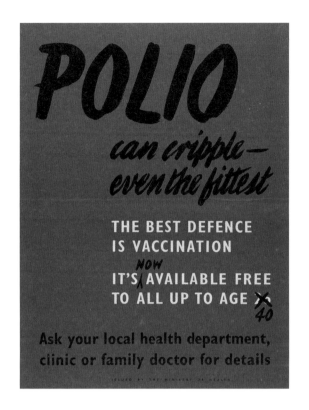

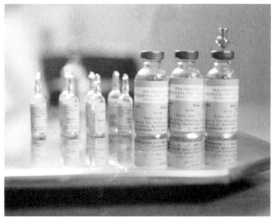

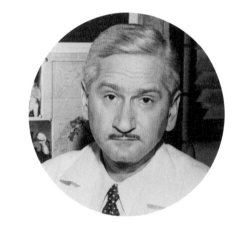

옆 페이지: 기계 호흡장치 속 환자
위, 왼쪽부터: 소아마비 예방 접종 장려 공중 보건 포스터 | 소아마비 백신 |
앨버트 세이빈

지형, 정치적 불안, 무력 충돌 등으로 국가 모든 지역에 지원이 도달할 수 없기 때문이다. 일부 단체는 예방접종 활동이 자신들의 권한을 빼앗거나 자신들을 감시하려는 시도라고 여긴다. 백신 접종이 지역 주민을 불임으로 만들려는 음모라는 소문도 나돌고 있다.

근절의 어려움

예측이 어려운 여러 요인도 소아마비처럼 효과적인 백신이 있는 감염성 질병이 근절되지 않는 이유다. 지진, 홍수, 기근과 같은 자연 재해와 수십만 또는 수백만 명의 난민을 발생시키는 정치적·군사적 갈등 등이 그 예다. 정부와 원조 기관의 관료주의도 소아마비 근절을 가로막는 요인이다.

또 다른 요인은 그러한 퇴치 노력이 기존의 보건 인프라를 불안정하게 할 수 있다는 점이다. 대규모 국제 예방 접종이 시행되면 기존의 보건 전문가와 기관 인력이 동원되어, 출산이나 접골 등 대체적 보건 서비스 제공 인력이 감소하기 때문이다.

28

HIV/에이즈

1981년까지 그 누구도 에이즈Acquired Immune Deficiency Syndrome, AIDS(후천성면역결핍증)에 대하여 알지 못했지만,
이로부터 불과 20년 만에 에이즈는 전 세계 7번째 사망 원인이 되어 매년 약 150만 명의 목숨을
앗아가는 질병이 되었다. 이러한 이유로 에이즈는 오늘날 전 세계적으로 전파되는 감염병으로
간주된다.

에이즈는 1981년 미국에서 처음 확인되었다. 미국질병관리본부Centers for Disease Control, CDC는 〈이환율 및 사망률 주간 보고서 Morbidity and Mortality Weekly Report〉에서 로스앤젤레스 거주 남성 동성애자들에게서 희귀 폐렴인 주폐포자충 폐렴Pneumocystis pneumonia이 5건 확인되었다고 보고했다. 곧 다른 도시에서도 유사한 사례가 발견되었으며, 이들에게서 희귀 암인 카포시육종Kaposi's sarcoma(바이러스에 의해 피부 및 기타 장기에 발생하는 내피세포 기원의 드문 악성 종양-역주)도 발견되었다.

이듬해 의료진은 이 증상을 동성애자관련면역결핍증Gay related immune deficiency, GRID으로 추정했다. 그러나 이러한 증상은 남성 동성애자에게서만 발생한 것이 아니었다. 정맥 내 약물 사용자와 혈우병 환자도 유사한 감염증을 보였다. 1982년 말 이 증상에 대한 병명이 만들어졌는데, 바로 에이즈였다.

불과 1년 후인 1983년, 파리 파스퇴르연구소 연구팀이 에이즈 환자로부터 새로운 레트로바이러스를 분리했다. 이후 미국 국립암연구소National Cancer Institute 연구원이 단독으로 이 바이러스를 분리했다고 발표했지만, 1985년 그가 분리한 바이러스는 프랑스 연구진이 발견한 것과 동일한 환자에게서 추출한 것으로 확인되었다.

이 바이러스는 1986년 사람면역결핍바이러스Human Immunodeficiency Virus라는 의미의 HIV로 이름 지어졌다. HIV를 발견한 뤽 몽타니에Luc Montagnier와 프랑수아 바레-시누시Françoise Barré-Sinoussi는 2008년 노벨 생리의학상을 수상했다. 병원체가 확인되었기 때문에, 바이러스를 연구하여 항바이러스 약물을 개발할 수 있게 되었다.

HIV의 기원

HIV가 어디에서 유래한 것인지에 대해서 다양한 의견이 존재하고, 많은 연구가 이루어지고 있다. HIV는 중앙아프리카 서쪽 숲에 서식하는 침팬지와 고릴라 등 영장목을 감염시킨 바이러스와 유사한 바이러스에서 유래한 것으로 보인다. 19세기 말~20세기 초 유인원에서 인간으로 옮겨왔으며, 이후 도시화로 전파가 가속화되었다.

과학자들은 해당 지역의 야생동물 사냥과 도축 관행 때문에 바이러스가 인간에게 전파된 것으로 보고 있다. 사냥꾼이나 도축업자가 야생동물에게 물려 동물의 피에 노출되었을 가능성이 있는 것이다. 이 지역 원주민들에게서 원숭

위: HIV 바이러스의 전자현미경 사진
옆 페이지: 에이즈 경고 미국 공중 보건 포스터

A man who shoots up can be very giving.

He can give you and your baby AIDS.

THE WASHINGTON AREA COUNCIL ON
ALCOHOLISM AND DRUG ABUSE, INC.
1232 M Street, N.W.
Washington, D.C. 20005

Most babies with AIDS are born to mothers who shot drugs or who sleep with men who have.

Babies with AIDS are born to die.

If you're thinking of having a baby you and your partner need to get tested for AIDS. Only get pregnant when you're sure both of you aren't infected. Until then help protect yourself and your partner by using condoms.

And if your man shoots drugs, help him get into treatment now. It could save three lives, his, yours and your baby's.

STOP SHOOTING UP AIDS.
GET INTO DRUG TREATMENT.
CALL 1-800 662 HELP.

A Public Service of the National Institute on Drug Abuse, Department of Health and Human Services.

이 면역결핍바이러스Simian immunodeficiency virus 항체가 발견된다는 점이 이러한 추측을 뒷받침한다.

피해

오늘날 전 세계적으로 약 4,000만 명이 HIV에 감염되었으며, 매년 100만 명가량 사망하는 것으로 추정된다. 이들 중 약 절반이 아프리카 중부와 동부 지역에 살고 있다. 전 세계 3,200만 명이 에이즈로 사망하고, 매년 150만~200만 명 정도가 감염되고 있다.

HIV에 감염되면 일반적으로 독감 증세가 나타나지만 일부 감염자의 경우 아무런 증상도 나타나지 않는다. 오랜 기간 무증상으로 지내다가 수년 후 체중이 감소하기 시작하고, 주폐포자충 폐렴 등 면역 체계가 손상된 환자에게서 나타나는 증상과 여러 감염이 발생한다.

HIV는 일반적으로 성 접촉, 감염된 혈액의 수혈, 오염된 주사기의 공동 사용으로 전파되며, 임신과 출산으로 수직 감염되기도 한다. 따라서 에이즈 예방을 위해서는 콘돔 등을 사용한 안전한 성 접촉, 주사바늘을 공동으로 사용하지 않아야 하며, 감염된 환자는 약물 요법을 실시해 혈액에서 바이러스를 감소하거나 제거해야 한다.

계속되는 투쟁

HIV는 역사상 가장 많이 연구되었지만 여전히 난제로 남아 있다. 여기에는 여러 가지 이유가 있다. 첫 번째는 HIV가 레트로바이러스이기 때문이다. 유전물질이 RNA란 의미다. 대부분의 유기체 유전물질은 DNA다(대략적으로 말하자면, DNA는 RNA가 단백질을 만들도록 한다). 레트로바이러스 유전자는 역전사효소reverse transcriptase를 암호화하여, 자신의 RNA의 DNA 복사본을 만들어 감염된 세포의 염색체에 끼어 들어가도록 한다.

일단 DNA가 숙주 세포에 들어가면 수년에서 수십 년간 그곳에 머문다. 이후 어느 시점에 활성화되어, 숙주 세포가 더 많은 레트로바이러스 복사본을 만들도록 지시한다. 이러

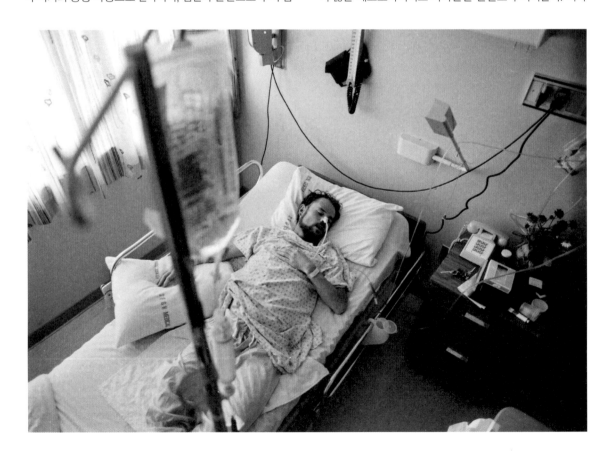

> **"** 오늘날 전 세계적으로 약 4,000만 명이 HIV에 감염되었으며, 매년 100만 명가량이 사망하는 것으로 추정된다.

한 복사본에는 레트로바이러스 염색체에 필요한 RNA도 포함되어 있다. 바이러스성 DNA는 숙주 세포 염색체에 안전하게 들어가 있기 때문에 HIV 감염을 치료하는 것은 거의 불가능하다.

또한 생활사가 매우 짧은 것도 HIV 치료가 어려운 또 다른 이유다. 초기 감염과 다른 세포를 감염시키는 바이러스 생성이 불과 하루나 이틀 만에 이루어진다. 또한 RNA가 DNA로 변환되는 것에 규칙성이 없다. 정확하지 않기 때문에 오류나 돌연변이가 자주 발생한다.

대부분의 HIV 돌연변이는 바이러스에 유해하며, '부모' 바이러스보다 생존에 덜 적합한 '자손' 바이러스를 생성한다. 그러나 때로는 돌연변이가 바이러스가 부모 바이러스보다 더 잘 적응하여 생존과 번식에 이점을 제공하기도 한다. 이러한 돌연변이는 HIV가 숙주 면역반응을 더 잘 피하거나 항바이러스 약물에 저항할 수 있도록 한다.

HIV 치료가 어려운 또 다른 요인은 HIV가 감염시키는 도움T세포Helper T cell 때문이다. 도움T세포 박테리아와 균류 감염에 대하여 면역체계 반응을 조정한다. 감염 초기에는 혈액

옆 페이지: 에이즈 발생 초기 미국의 HIV/에이즈 입원 환자
아래: 미국식품의약국(US Food and Drug Administration)에 항의하는 시위대

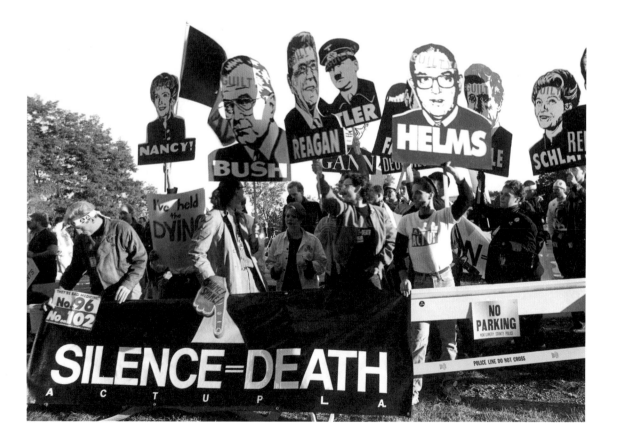

내 도움T세포 수가 정상으로 유지되지만, 수년에 걸쳐 그 수가 감소해 환자가 감염 및 암에 취약해진다.

완치가 아닌 치료

일반적으로 HIV의 생활사는 약 12단계이며, 각 단계에서 치료가 가능하다. 단일 약물은 약물 내성을 지닌 돌연변이 바이러스가 생성될 수 있기 때문에 장기적으로는 효과적이지 않은 편이다. 결핵 치료와 마찬가지로, 연구자들이 여러 약물을 사용하면서 혁신적 치료의 돌파구가 마련되었다.

강력 항레트로바이러스 요법Highly Active Anti-Retroviral Therapy, HAART은 여러 단계의 바이러스 생활사 가운데 두 단계를 겨냥한 약제 혼합물을 사용한다. 첫 번째는 역전사효소 작용을 차단하여 바이러스 게놈의 DNA 복제를 막는 것이다. 두 번째는 바이러스 단백질을 합성하는 효소인 바이러스 단백질분해효소Viral proteases를 차단하는 것이다. 단일 바이러스가 3~4개의 돌연변이를 동시에 일으킬 가능성은 매우 작다.

현재 여러 가지 항바이러스제를 한 가지 알약 형태로 결합하여 환자가 안정적으로 약물을 복용할 수 있게 되었다. 강력 항레트로바이러스 요법의 이점은 매우 많다. 혈액 내 바이러스 수준을 감지할 수 없을 정도로 낮추고, 감염이 에이즈로 진행되는 것을 차단하며, 비감염자에게 바이러스가 전파되는 것을 방지한다.

1980년대에 처음 HIV 감염 환자를 돌보았던 의사들에게 항레트로바이러스 요법은 HIV/에이즈 치료에 있어 혁신이었다. 한때 치명적으로 여겨지던 질병이, 비록 본질적으로 여전히 완치는 불가능하지만 감염 후 수십 년 동안 거의 정상적인 건강 상태로 살 수 있는 관리 가능한 만성질환이 된 것이다.

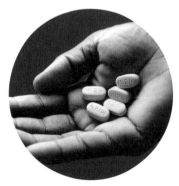

옆: HIV/에이즈 치료 약물
오른쪽: HIV가 처음 발견된 파스퇴르연구소의 연구원

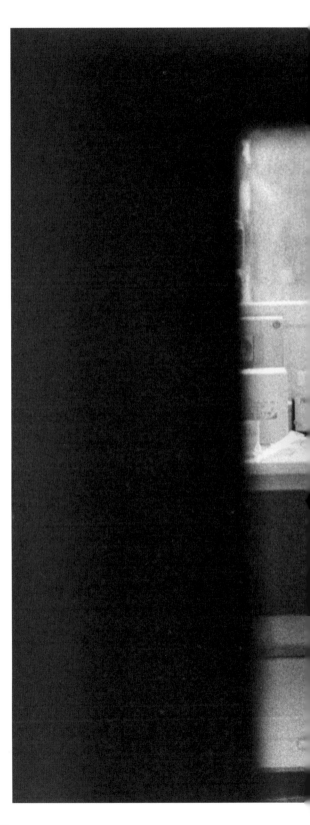

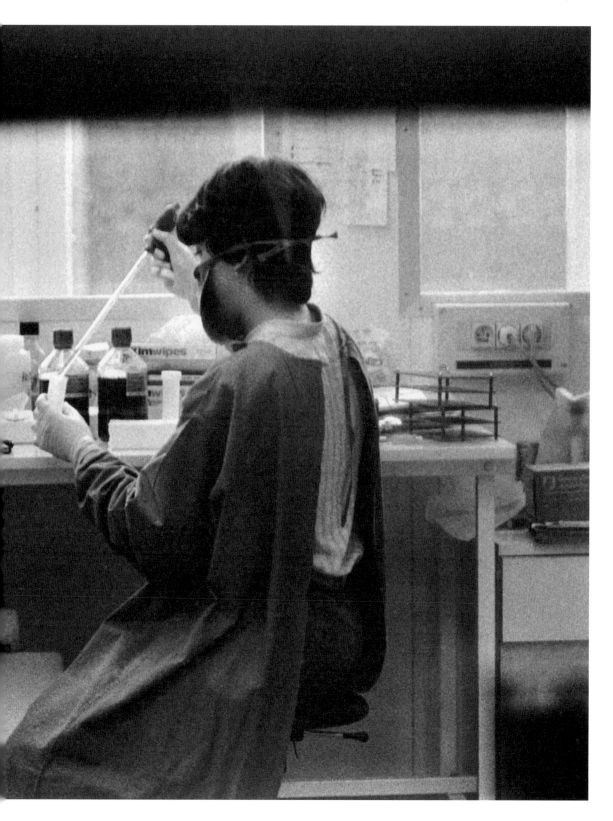

위궤양은
감염성을 지니는가?

독일 과학자 막스 페텐코퍼가 콜레라균이 콜레라 발병 원인이 아님을 증명하기 위해 콜레라 배양즙을 마신 지 1세기 후, 오스트레일리아의 위장병 학자 배리 마셜Barry Marshall(1951년~)은 유사한 실험을 실시하여 그 반대를 입증했다. 코흐의 가설과 자신이 발견한 미생물 즙으로, 당시 전 세계 수천만 명이 고통받던 위궤양gastric ulcer에 자신을 직접 감염시켜 감염성을 입증하고자 한 것이다.

마셜과 공동 연구자인 오스트레일리아 병리학자 로빈 워런 Robin Warren(1937년~)은 위염 원인에 관한 기존 의학계의 통념을 완전히 바꾸었다. 위염에 걸리면 위 내벽에 염증이 생기고, 위벽과 소장의 첫 번째 부분에 궤양이 발생한다. 마셜과 워런이 위궤양 환자의 위장에서 처음 미생물을 관찰한 것은 아니지만, 최초로 미생물과 질병 간의 인과 관계를 수립했다.

기존 학설에 반기를 들다

그들의 업적이 지닌 중대성을 알려면, 먼저 오랫동안 위궤양 원인으로 여겨진 학계의 견해를 알아야 한다. 전 세계 의사들은 오랫동안 위산 과다를 주요 원인으로 여겼다. 인간의 위장에서는 다량의 위산Hydrochloric acid(염산)이 분비되어 미생물로부터 소화기관을 보호하고, 육류 같은 음식 속 단백질의 정상적인 소화를 돕는다.

위를 둘러싼 일부 세포에서 다량의 위산이 분비되기 때문에, 위 속 pH나 수소 이온 농도는 혈액 속 농도보다 약 1만 배가량 높다. 그 농도가 너무 높기 때문에 당시 의사들은 위장에서 박테리아가 살 수 없다고 생각했다. 따라서 의사들은 위산이 과도하게 분비되거나, 위벽이 점액으로 충분히 보호되지 않아 위궤양이 발생하며, 스트레스로 증상이 악화된다고 생각했다.

수년 동안 위궤양 치료는 이러한 지식을 바탕으로 이루어졌다. 환자는 자극적이지 않은 비산성non-acidic 식단을 섭취하

고, 위산을 중화하는 제산제를 복용했다. 그 뒤로는 위산 분비를 직접 차단하는 약물을 복용했으며, 20세기 들어 수십 년간 난치병 환자는 수술로 위산이 발생하는 위 부위를 제거했다.

공동 연구

마셜과 워런은 1978년 로열퍼스병원Royal Perth Hospital에서 처음 만났다. 워런은 병리학자였고 마셜은 펠로십 과정 중이었다. 워런은 그들이 만나기 몇 년 전 위염 환자의 조직에서 굽은

아래: 위궤양
옆 페이지: 헬리코박터 파일로리(Helicobacter pylori)의 전자현미경 사진

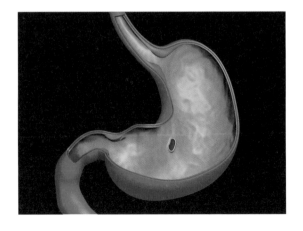

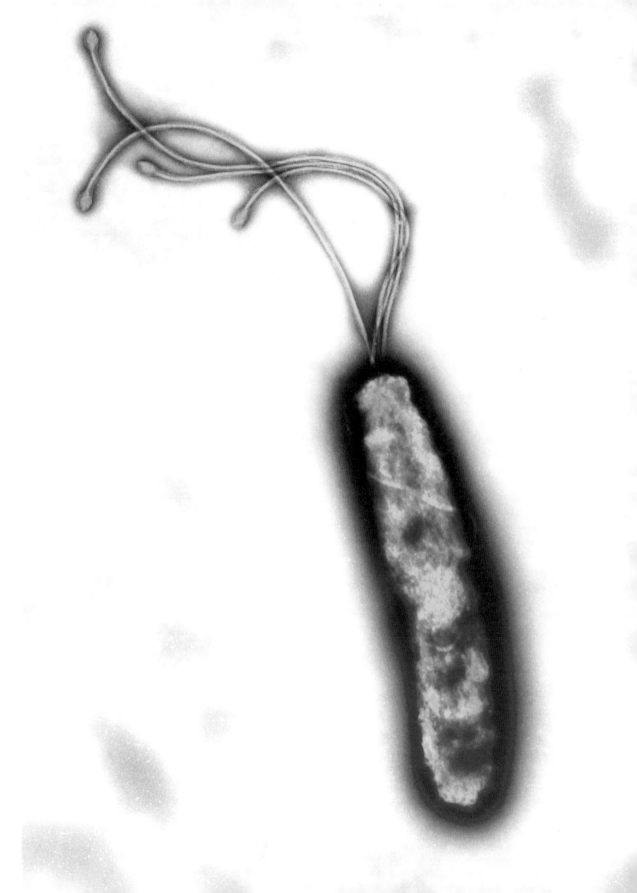

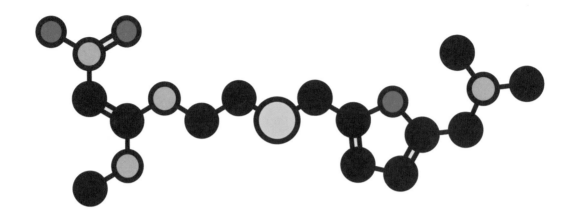

형태의 박테리아를 발견했다. 마셜은 워런에게 이에 관한 후속 연구를 진행하자고 제안했다. 박테리아의 수, 위치, 배열을 토대로 워런은 자신이 발견한 박테리아가 위궤양과 관련이 있다고 확신했다.

그러나 워런이 위장병 학자들에게 이를 알렸을 때 그들은 모두 같은 반응을 보이며, "이 박테리아가 위염을 유발한다면 왜 진작 설명되지 않은 것인가?"라고 반문했다. 아이러니하게도 이전에 발견되지 않았기에 이 사실은 정설로 굳어졌고, 이는 전 세계 많은 의사가 헬리코박터 파일로리를 발견하지 못한 이유였다. 그러한 반대에 직면하여 자신의 신념을 주창하며 워런은 이후 다음과 같이 말했다. "나는 의학 교과서나 의사회가 아닌 내 눈으로 직접 본 것을 믿겠다."

1982년 마셜과 워런은 환자 약 100명을 연구하며, 코흐의 제안대로 환자의 조직검사 표본에서 유기체를 배양하려고 했다. 1차분 샘플에서 박테리아가 증식하지 않아 배양에 성공하기가 상당히 어려웠다. 당시 실험실에서는 일반적으로 2일간 샘플을 배양한 후 유의한 결과가 나오지 않으면 샘플을 폐기했기 때문이다. 그러다 우연히 2차분 샘플이 나흘 동안 폐기되지 않았는데, 여기에서 박테리아가 배양되었다.

의료계의 저항

그들이 발견한 박테리아는 다른 박테리아보다 배양에 더 오랜 시간이 걸렸다. 그해 말, 마셜은 지역 회의에 예비 결과를 발표했으나 반응은 회의적이었다. 그의 동료들은 오랫동안

위궤양 원인으로 여겨왔던 믿음을 바꾸려 하지 않았다. 마셜과 워런은 당시를 회상하며 서로에게 힘이 되었고, 아내들의 격려로 포기하지 않을 수 있었다고 말했다.

마셜은 자신과 워런의 연구가 인정받지 못하는 것이 기존의 이해관계 때문이라고 추측했다. 제약회사는 위산분비 감소약품 판매로 수십억 달러를 벌어들이고 있었고, 위장병 전문의는 매주 내시경 검사로 큰 수입을 올리고 있었기 때문이었다. 질병이 완치될 경우 상당한 수입원이 사라지게 되는 것이었다.

1983년, 마셜과 워런은 위궤양 원인균의 광학현미경 사진 및 전자현미경 사진을 실은 서신 두 편을 〈란셋〉에 게재했다. 그리고 1983년 말, 마셜은 국제미생물회의에서 자신들의 연구 결과를 발표했다. 이들은 의사들보다 설득하기 쉬웠다. 1984년 마셜과 워런은 〈란셋〉에 논문을 발표하고 연구 결과를 자세히 설명했다. 그러나 의료계는 여전히 그들의 이론을 인정하려 하지 않았다.

1984년 말 마셜은 자신을 대상으로 실험을 감행했다. 자신과 워런이 위염 환자의 위벽에서 계속 발견했던 위염 원인균인 헬리코박터 파일로리Helicobacter pylori 용액을 마신 것이다. 실험은 성공적이었고 널리 보도되었다. 그는 위염에 걸렸고, 위장에서는 박테리아가 발견되었다. 항생제로 박테리아를 없애자 위염이 치료되었다. 그들은 1985년 〈오스트레일리아 의학저널Medical Journal of Australia〉에 이를 발표했다.

그러나 의약품 개발에는 오랜 시간이 걸렸다. 마셜과 워런

> **"** 아이러니하게도, 이전에 발견되지 않았기에
> 이 사실은 정설로 굳어졌고, 이는 전 세계 많은 의사가
> 헬리코박터 파일로리를 발견하지 못한 이유였다. 그러한
> 반대에 직면하여 자신의 신념을 주창하며 워런은 이후 다
> 음과 같이 말했다. **"나는 의학 교과서나 의사회가 아닌
> 내 눈으로 직접 본 것을 믿겠다."**

의 연구 결과는 1990년대 들어서야 각광을 받기 시작했다. 의사와 제약회사가 헬리코박터 파일로리균 박멸 요법 개발에 착수하며, 오랫동안 관리 가능하지만 만족스럽게 치료되지 않아 만성질환으로 여겨지던 질병이 마침내 치료가 가능해졌다. 그 이후 위염과 위궤양은 감염병으로 간주되었다.

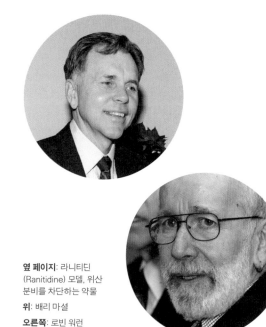

업적

마셜과 워런은 '헬리코박터 파일로리균이 위염 및 위궤양에 미치는 영향'을 발견한 공로로 2005년 노벨 생리의학상을 공동 수상했다. 만성 위염이 위암 발생률을 높이는 것으로 밝혀지면서, 박테리아를 없애 암 발병률을 줄일 수 있게 되었다.

오늘날 복통, 구토, 체중감소, 식욕부진 등으로 위궤양이 의심되는 경우에 의사는 항체 혈액검사blood test for antibodies, 박테리아 생성 가스 유무를 검사하는 호흡 검사, 위장 조직검사 등을 실시하여 헬리코박터 파일로리의 존재 여부를 검사한다. 항생제가 치료에 중요한 역할을 하지만, 미생물학을 공부하는 학생이 예상할 수 있는 바와 같이 항생제내성도 증가하는 추세다.

옆 페이지: 라니티딘 (Ranitidine) 모델, 위산 분비를 차단하는 약물
위: 배리 마셜
오른쪽: 로빈 워런

암 예방 접종: 사람유두종바이러스

자궁경부암은 세계 여성 암 4위, 여성암 사망 원인 4위다. 환자에게서 골반통 및 질 출혈 증상이 나타날 때쯤이면 이미 치료가 불가능할 정도로 질병이 진행된 경우가 많다. 사망률을 낮추려면 조기에 암을 발견해야 한다.

불멸의 세포

버지니아 출신 헨리에타 랙스Henrietta Lacks(1920~1951)는 평범한 삶을 살았으나 사망 후 세계에서 가장 유명한 자궁경부암 환자가 되었다. 랙스의 인생은 평탄하지 않았다. 어머니는 그녀가 4세 때 출산 중 사망했고, 그녀와 형제들은 친척 집에서 자랐다. 랙스는 과거 노예 숙소로 사용했던 오두막에서 할아버지와 함께 살았다.

그녀는 14세 때 첫 아이를 출산하고 남편과 볼티모어로 이사했다. 그 이후 자궁경부암 진단을 받고 같은 해 사망했다. 방사선 치료를 받았지만 심한 복통이 생겼고, 여러 차례 수혈을 받아야 했다. 그녀가 사망한 후 부검 결과 온몸에 암세포가 전이되어 있었다.

그 암세포는 매우 빠른 속도로 분열했고, 다른 세포보다 훨씬 오래 생존했다. 랙스는 이 때문에 유명해졌다. 수차례 분열 후에도 암세포가 죽지 않아 '불멸의 세포'라고 불렸다. 이후 랙스의 이름과 성의 두 글자씩을 따서 '헬라HeLa' 세포라고 알려지게 된 세포주cell line가 개발되었고, 전 세계 실험실에서 사용되었다. 예를 들어 조너스 소크는 헬라 세포를 사용하여 첫 번째 소아마비 백신을 테스트했다.

현재까지 5,000만 톤에 달하는 헬라 세포가 생산되었으며, 이를 활용하여 1만여 건 이상의 특허가 발행되었다. 그러나 랙스와 그녀 가족에게 사전 허가를 받지 않아 많은 윤리적 문제가 제기되었다.

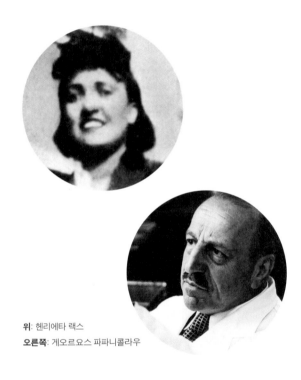

위: 헨리에타 랙스
오른쪽: 게오르요스 파파니콜라우

자궁경부질세포 검사

1920년대 그리스 의사 게오르요스 파파니콜라우Georgios Papanikolaou(1883~1962)가 자궁경부질세포 검사Pap test법을 개발하면서 자궁경부암 사망률 감소에 중요한 진전을 이루었다. 그는 자궁경부에서 세포를 채취하여 현미경으로 관찰할 수 있음을 입증했다. 전암 세포가 발견되면 자궁경부에서 비정상 조직을 제거하여 암 발병을 예방할 수 있다.

자궁경부질세포 검사로 미국 자궁경부암 사망률이 무려 70% 감소하여, 자궁경부암은 20세기 초 미국 여성 사망 원인 1위에서 현재 12위가 되었다. 하지만 암으로 진행될 수 있는 조기 변화가 예방되는 것은 아니었다. 조기 변화를 예방하기 위해서는 암의 원인을 근본적으로 해결해야 한다.

사람유두종바이러스와 암

독일 바이러스학자 하랄트 추어 하우젠Harald zur Hausen (1936~)은 사람유두종바이러스가 자궁경부암을 유발한다는 가설을 세웠다. 이러한 관련성은 유두종바이러스가 있는 생식기 사마귀Genital warts가 암으로 변이한다는 것이 여러 보고에서 제기된 것에서 시작됐다. 그는 여러 조직 검사로 사마귀 조직을 확보했다.

추어 하우젠의 연구 결과 일부 사마귀에 존재하는 바이러스가 다른 사마귀에는 존재하지 않는 것으로 나타났다. 바이러스 유형이 다양한 것이었다. 1980년대, 그는 특정 유형의 바이러스인 사람유두종바이러스 16번HPV-16과 18번HPV-18이 자궁경부암에서 발견된다는 것을 알아내어 그 공로로 2008년 노벨 생리의학상을 수상했다.

유두종바이러스는 현재 100여 종 이상 확인되었으며 포유류, 조류, 파충류, 어류에서 다양한 유형이 확인되었다. 유두종바이러스는 20세기 초 피부 사마귀skin warts와 유두종에서 처음 발견되며 그 이름이 지어졌다. 인간의 경우, 대부분 사람유두종바이러스 감염은 증상 없이 몇 년 이내에 치유된다.

그러나 때때로 바이러스 감염으로 자궁경부를 비롯한 여러 부위에 사마귀나 전암병터precancerous lesion가 발생하기도 한다. 자궁경부암의 약 70%가 16번, 18번 바이러스 때문에 발생하는 것으로 추정된다. 그 외 다른 유형의 바이러스는 생식기 사마귀를 유발한다. 암 유발 바이러스는 일반적으로 성접촉을 통해 전파되며, 성행위 시작 직후 유입된다.

일반적으로 감염에서부터 암 발병까지 20년가량 소요된다. 그러나 에이즈 바이러스 감염 등으로 면역체계가 손상된 경우 그 기간이 단축될 수 있다. 헤르페스, 클라미디아, 임질 같은 성병도 암 발생 위험을 높인다.

백신 개발

전 세계 역학자, 바이러스학자, 의사들이 협력하여 가장 보편적으로 자궁경부암을 유발하는 사람유두종바이러스 종에 대한 백신을 개발했다. 여러 미국 대학과 기관이 백신의 최종 형태 개발에 중요한 역할을 했지만, 대부분의 개발은 오스트레일리아 퀸즐랜드대학에서 이루어졌다.

백신의 바이러스 입자는 특정 유형의 사람유두종바이러스와 유사하다. 하지만 백신의 바이러스 입자는 속이 비어 있고, 바이러스 유전물질이 포함되어 있지 않으므로 감염을 유발하거나 암 발생 위험을 증가시키지 않는다. 그러나 사람유두종바이러스와 매우 유사하여 백신 접종을 받은 사람이 바이러스에 노출되면 항체 매개 면역반응을 일으켜 바이러스를 공격하게 된다.

이러한 백신은 감염 예방에 사실상 100% 효과적이다. 환자가 사람유두종바이러스에 감염될 일이 없다면 사람유두종바이러스 관련 암에 걸리지 않을 것이다. 심각한 부작용도 없고 본질적으로 중대한 위험도 없다. 여자아이들은 사춘기에 백신을 접종받도록 권장된다.

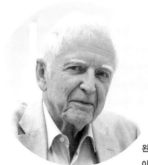

왼쪽: 하랄트 추어 하우젠
아래: 사람유두종바이러스 백신

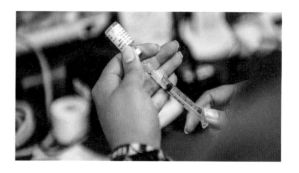

31

감염병: 생물학 테러 무기

인류는 오래전부터 감염병을 무기로 사용할 수 있다는 것을 알고 있었다. 고대에는 화살 끝에
사체 조직을 묻히거나 독성 식물과 죽은 동물의 사체로 우물을 오염시켰다. 적함의 갑판에 맹독성
뱀을 풀기도 했다. 천연두로 오염된 담요를 원주민들에게 건넸고, 도시 주변의 들판을 침수시켜
말라리아가 창궐하게 만들었다. 세계 주요 강국은 공격용 생물학 무기 프로그램을 개발했다.

생물학 테러란 무엇인가?

생물학 테러란 고의적으로 생물학 작용제biological agent(인체나 동식물에 질병을 유발하거나 물질을 변질시키기 위해 군사작전에 사용되는 미생물 및 독소를 말하며, 운용 목적은 인원을 살상 및 무능화시키거나 음식물 및 보급품 사용을 거부하는 데 있음-역주)를 사용하거나 이를 사용하겠다고 위협을 가하는 것을 뜻한다. 이러한 공격의 한 가지 특징은 표적이다. 가장 분명한 표적은 인간인데, 생물학 작용제에 감염시켜 사망을 초래하거나 무능화(생체 기능 일부나 어느 조직의 역할을 일시적으로 무력하게 만드는 작용-역주)할 수 있다. 다른 대상도 표적이 된다. 예를 들어 동식물을 공격해서 식량 공급에 차질을 초래해 경제력과 사기를 모두 저하시킬 수 있다.

생물학 테러의 또 다른 매개변수는 공격 수단이다. 예를 들어 감염 물질과 독소를 항공기에서 떨어뜨려 폭발로 공기 중에 분산시키거나, 지하철 같은 밀폐된 공간에 방출할 수 있다. 물도 공격 수단이 될 수 있다. 공급 수원에 독성 물질을 살포하여 공격 효과를 증폭시킬 수도 있다. 음식도 효과적인 공격 수단이 될 수 있다. 식품 가공 시설을 공격하여 효과를 증대할 수 있다.

생물학 테러 공격의 또 다른 주요 특징은 공격 물질 그 자체다. 이러한 공격 물질로는 박테리아, 바이러스, 곤충, 균류, 독소 등이 있다. 예를 들어 탄저균이나 최근에는 발병하지 않아 사람들이 노출되지 않은 천연두 바이러스로 많은 사람을 감염시키거나, 감염된 벼룩으로 역병을 퍼트리거나, 균류로 식품 공급망을 오염시키거나 보툴리눔 독소와 같은 신경 독소를 사용하는 것 등이 있다.

생물학 테러 공격 물질이 사람 간에 전파되는 경우도 있고, 그렇지 않은 경우도 있다. 예를 들어 탄저균 포자는 흡입, 섭취하거나 피부의 벗겨진 부위에 접촉하여 전파된다. 하지만 사람 간에는 쉽게 전파되지 않는다. 반대로 천연두 같은 바이러스 감염은 호흡기를 통해 쉽게 전파되며, 소수만 감염되어도 순식간에 유행병 또는 팬데믹이 될 수 있다.

생물학 테러 목적은 매우 다양하다. 군사적 차원에서 생물학 테러는 상대 측에 총기, 대포, 폭발물 등 전통적 무기류와 맞먹는 피해를 가할 수 있다. 물품, 장비, 건물을 파괴하지 않고 사람에게만 공격을 가할 수도 있다. 민간 차원에서 생물학 테러는 정부 정책을 변경하거나 대중을 억압 또는 위협하려는 용도로 사용되기도 한다.

옆 페이지: 천연두 바이러스

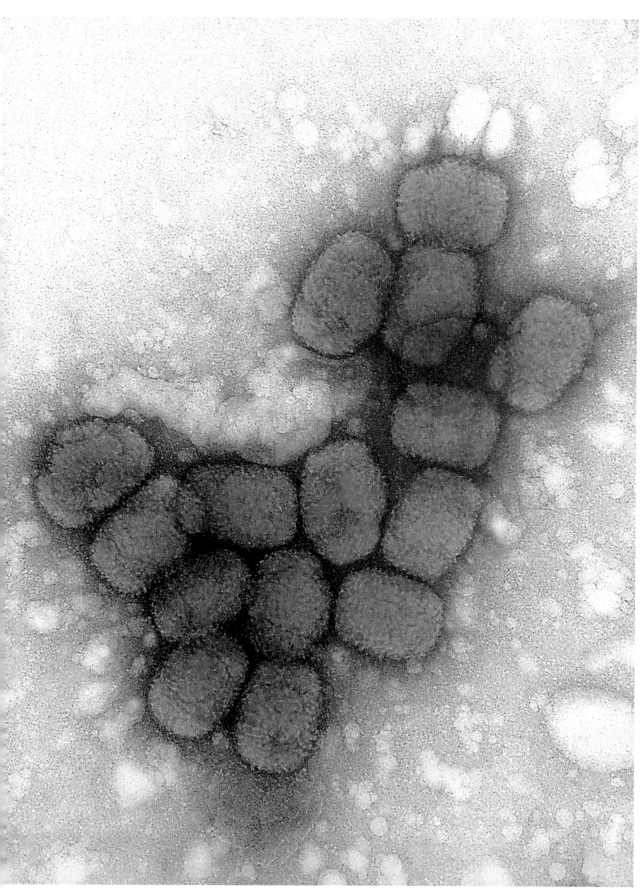

일부 생물학적 공격 물질은 제어가 어렵다. 공기를 통해 확산되는 공격 물질은 바람의 방향이 바뀌기만 해도 표적에서 멀어져 공격을 게시한 쪽으로 날아올 수 있다. 마찬가지로 천연두처럼 전염력이 높은 물질은 한 집단에만 노출시켜도 빠른 시간 안에 국경을 넘어 중립국이나 우방국까지 퍼질 수 있다. 이와는 반대로 즉각적인 피해를 입히는 총알과 폭탄은 비교적 더 정확하게 제어가 가능하다.

뉴욕 공격

2001년 미국에서 생물학 테러 공격이 발생했다. 2001년 10월 신문사 편집자가 탄저병에 감염되었고, 곧 동료 두 명도 감염되었다. 조사 결과 이들이 근무한 건물 곳곳에서 탄저병 포자가 발견되었다. 다른 뉴욕 언론사에서도 탄저병 감염이 발생했다. 감염자들은 모두 흰 가루가 들어 있는 우편물을 받은 것으로 밝혀졌다. 머지않아 그 우편물은 미국 의회 사무실에도 도착하기 시작했다.

11월이 되면서 더 이상 우편물이 발견되지 않았지만, 그사이 24명이 탄저병에 걸렸고 그중 5명이 사망했다. 감염자 수는 적었지만, 언론 관심과 대중의 우려는 매우 컸다. 그 이후 수개월간 10만여 건 이상의 샘플 검사가 이루어져 실험실과 공중 보건 당국에 과부하가 걸릴 지경이었다. 수만 명이 항생제 치료를 받았고, 가짜 뉴스와 거짓 정보가 혼란을 가중시켰다.

9·11 테러 이후 몇 주 만에 발생한 일이어서 대중의 공포가 증폭되었다. 여러 명이 용의선상에 올랐고, 미 정부 생물방어연구소US government's biodefence laboratories 과학자 한 명이 정부 감시 후 자살했다. 일각에서는 그가 두 가지 탄저균 백신 개발에 도움을 주고 금전적 보상을 받았다고 추측했다.

가능한 전개

기존 병원체만 생물학 테러 물질 무기화에 사용되는 것은 아니다. 새로운 생물 공학을 기반으로 새로운 공격 물질을 만들 수 있다. 예를 들어 현재 질병을 유발하지 않는 미생물이 치명적인 형태로 변형되거나, 기존 미생물의 독성을 증폭시킬 수 있다. 항생제 등 기존 약제에 내성을 지닌 새로운 박테리아나 바이러스를 만들 수도 있다.

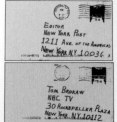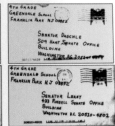

미생물의 감염성을 강화할 수도 있다. 예를 들어 가래톳흑사병 원인균이 호흡기를 통해 사람 간에 전파가 더 잘 되도록 할 수 있다. 생물학적 공격 물질 탐지를 어렵게 하는 방법도 있다. 예를 들어 감염이 무증상으로 유지되는 기간이 길어지게 하여 감염이 주목되기 전까지 피해가 확산되도록 하는 것이다.

생물감시

생물무기 탐지가 가능해지면서 '생물감시Biosurveillance'에 관한

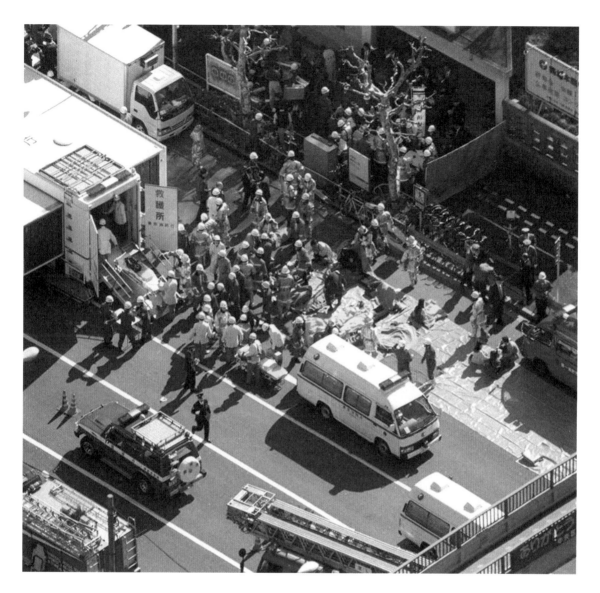

이슈가 제기되었다. '생물학 공격을 탐지하기 위해서 어떤 시스템이 마련되어 있고, 어떤 시스템을 갖추어야 하는가?' 이러한 질문에 대한 답변은 진료실, 임상 실험실, 병원 의료 기록 같은 보건 시스템에서 찾을 수 있다. 인터넷 검색 패턴 및 수의학 진료 기록도 중요한 단서가 될 수 있다.

현재 이와 같은 기록은 전자화되어 있어 쉽게 모니터할 수 있다. 보건 전문가들은 생물학 테러 활동 징후가 될 수 있는 증상이 급증하지 않는지 예의주시하고 있다. 생물학 테러 공격에 대응하려면 감염이 널리 확산되기 전에 가능한 빨리 탐

지해야 한다. 많은 국가에는 생물학 테러에 대응할 수 있는 특수 부대가 설립되어 있다.

옆 페이지, 위부터: 탄저균 보상 포스터, 탄저균이 들어 있는 봉투가 표시되어 있다. | 탄저균이 들어 있었던 우편물 봉투

위: 도쿄 지하철 사린 가스 공격 현장

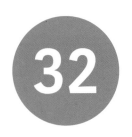

32

코로나바이러스: 21세기 최악의 팬데믹

코로나바이러스는 전자현미경으로 관찰된 모양이 왕관처럼 생겼다 하여 그 이름이 지어졌다. 1930년대 닭에서 처음 발견되었고, 1960년대 인간에게 질병을 일으키는 것이 확인되었다. 코로나바이러스는 무증상에서 감기 및 치명적 질병까지 임상징후가 광범위하게 발현되는 RNA 바이러스다.

가장 보편적인 전파 경로는 공기를 통한 미생물 전파. 감염자가 대화나 기침을 할 때 미생물이 공기 중으로 나오면서 다른 사람이 이것을 흡입하여 전파된다. 바이러스 입자 표면의 왕관처럼 생긴 돌출부를 통해 바이러스가 숙주 세포의 수용체에 달라붙는데, 주로 기도를 감싸는 세포의 수용체에 부착된다.

코로나바이러스는 최소 수천 년, 어쩌면 수백만 년간 존재했으며, 주요 숙주는 박쥐와 조류다. 코로나바이러스는 그 종이 매우 다양하며, 그 가운데 약 10~20%가 감기와 같은 증상을 유발한다. 그러나 최근 몇 년간 치명적 질병을 유발하는 세 가지 바이러스가 등장했다. 바로 사스 코로나바이러스, 메르스 코로나바이러스, 사스 코로나바이러스-2다.

사스는 중증급성호흡기증후군Severe Acute Respiratory Syndrome, 메르스는 중동호흡기증후군Middle East Respiratory Syndrome, CoV는 코로나바이러스를 나타낸다.

사스

2002년 후반, 홍콩 인근 중국 광동성에서 이전에는 알려지지 않았던 코로나바이러스 감염이 발생했다. 사스 코로나바이러스였다. 2003년 1월, 생선 장수가 병원에 입원했는데 그곳에서 의료진 20명 이상이 감염되었다. 2월에는 그 병원 직원이 홍콩에서 열린 결혼식에 참석했고, 이후 해당 호텔 투숙객들이 감염되었다. 홍콩을 방문한 여행객들은 하노이와 토론토 등으로 질병을 옮겼고, 다른 지역으로 확산되어 미국

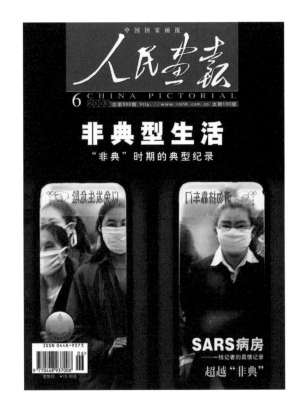

위: 2003년 사스 발생 당시 마스크를 쓴 사람들, 중국 포스터
옆 페이지, 위에서부터: 사스 발생 당시 공공장소를 소독하는 모습 | 코로나19의 병원체인 사스 코로나바이러스-2의 전자현미경 사진

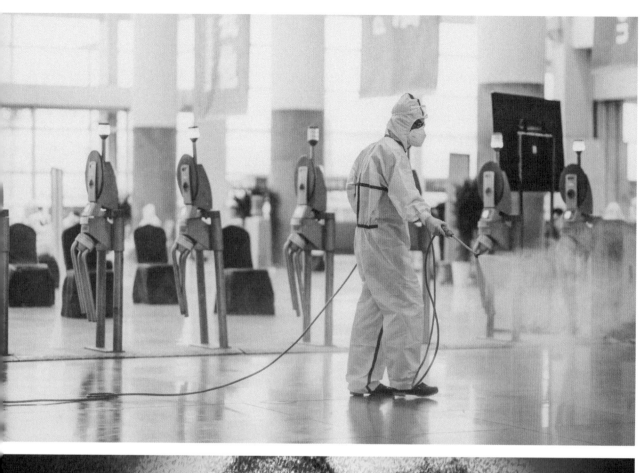
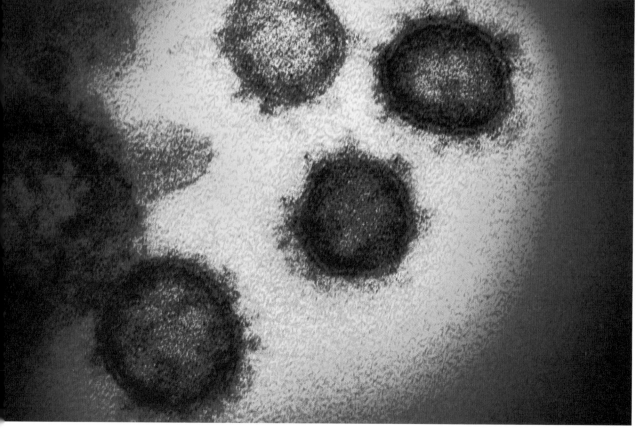

과 유럽으로 전파되었다.

2003년 5월 마지막 사례가 보고되었고, 2003년 7월 세계보건기구WHO는 사스 종식을 선언했다. 감염자는 총 8,000명 이상이고, 약 800명이 사망한 것으로 추산된다. 의사와 간호사 등 의료인 피해가 컸는데, 전 세계 감염자의 약 20%를 차지했으며 40명 이상이 사망했다.

코로나바이러스 감염에 대한 표준 예방 조치는 손 위생, 소독, 격리다. 입원 환자는 음압 병동에 격리되며, 중증 환자는 기계적 호흡 장치가 필요하다. 대부분 숙주 면역반응 과잉으로 심각한 손상이 발생한다. 2003년 이후로 사스 코로나바이러스가 발견되지 않아 백신이나 특정 항바이러스 요법이 개발된 것이 없다.

메르스 코로나바이러스

메르스는 2012년 아라비아반도에서 처음 확인되었으며, 현재까지 2,500~3,000여 건이 발생했다. 메르스 코로나바이러스는 박쥐에서 유래했을 수 있지만, 대부분 인간 감염은 낙타에서 전파된 것으로 파악된다. 적어도 병원 외에서는 사람 간 전파가 거의 발생하지 않기 때문에 팬데믹으로의 발전 위험은 낮은 편이다. 그러나 메르스 코로나바이러스는 인간이 감염되는 코로나바이러스 중 가장 치명적인 종으로, 감염자의 3분의 1이 사망에 이를 수 있다.

환자는 발열, 기침, 호흡곤란, 근육통, 통증 등 전형적인 코로나바이러스 감염 증상을 보인다. 일부 환자의 경우 설사, 구토, 복통을 포함한 위장 증상이 나타난다. 무증상인 경우도 있는데, 이 경우 질병 전파 위험은 없는 것으로 보인다. 유럽과 미국에서 발생한 메르스 환자는 진단 일주일 전에 사우디아라비아를 방문했던 의료계 종사자였다.

사스 코로나바이러스-2

코로나19(코로나바이러스감염증-19)는 2019년 말 중국 우한에서 처음 발견되었으며 불과 몇 개월 만에 전 세계로 퍼졌다. 박쥐에서 감염이 시작된 것으로 보이지만, 사스 코로나바이러스나 메르스와 달리 사스 코로나바이러스-2는 사람 간에 쉽게 전파된다. 일각에서는 우한 수산시장에서 처음 발병했다고 하는 반면, 연구소에서 처음 발생했다는 의견도 있다.

> **코로나바이러스는 최소 수천 년, 어쩌면 수백만 년간 존재했다.**

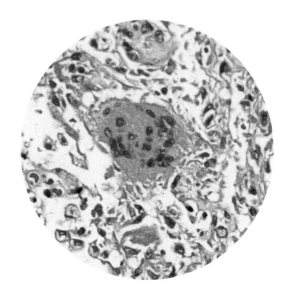

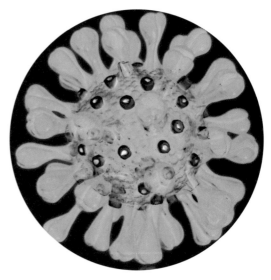

위, 맨 위부터: 현미경 사진, 사스로 인하여 폐 조직이 변화되었다. | 메르스 코로나바이러스
옆 페이지: 마드리드에 설치된 임시 코로나19 대응 병원

코로나19 사망률은 메르스만큼 높지는 않다. 1% 이하인 것으로 파악된다. 그러나 전파력이 매우 강해 2020년 4월 말 기준 전 세계 200만 명이 감염되었고, 이 때문에 많은 사망자가 발생했다. 사망률은 환자 연령이 높을수록 증가하며, 어린이는 대부분 무증상이다. 특이한 점은 여성보다 남성 사망률이 더 높다는 것이다. 만성 호흡기질환 환자와 심장병 환자도 사망 위험이 높다.

가장 주목할 만한 코로나19 환자는 감염병 발생 초기 이를 외부에 공개한 중국 의사 리원량Li Wenliang이다. 리원량은 1986년 베이전Beizhen에서 태어났다. 우한대학교 의과대학Wuhan University School of Medicine을 다녔으며, 재학 중 공산당원이 되었다. 졸업 후 안과 수련을 받았고, 2014년부터 우한 중앙병원Wuhan Central Hospital에서 진료를 시작했다.

2019년 말, 리원량은 사스 코로나바이러스에 양성 반응을 보이는 환자 보고서를 읽었다. 그는 소셜미디어를 통해 동료들에게 이를 알리며, 여러 환자가 이 바이러스 검사에서 양성 판정을 받았다고 지적했다.

그는 환자의 폐 CT 촬영 결과도 올렸다. 이후 병원 경영진은 그를 소환하여 무단으로 정보를 유출한 것에 대해 훈계하고, 사회 질서를 어지럽혔다는 내용의 진술서에 서명하게 했다. 그는 2020년 1월 업무에 복귀했으나, 감염병 발생 소문이 퍼지며 그와 다른 사람들은 '유언비어'를 퍼뜨린 혐의로 기소되었다.

리원량은 진실을 말한 것에 대해 훈계를 받은 것에 항의했다. 다음 달, 중국 사법부는 리원량과 다른 사람들이 처벌받지 않아야 한다고 발표했다. 실제로 법원은 "사람들이 그 '소문'을 믿고 마스크를 착용하고, 위생 조치를 취하며, 야생동물이 거래되는 수산물 시장 방문을 자제했다면 좋았을 것"이라고 말했다.

리원량은 이후 자신이 부당하게 비난받았다고 말하며 "건강한 사회에는 한 가지 이상의 의견이 존재해야 한다. 권력이 과도하게 관여하는 것에 반대한다"라고 말했다. 그러나 그는 코로나19 환자를 치료하던 중 자신도 병에 걸려 2020년 1월 집중 치료실에 입원했다. 회복 후에 다시 환자를 진료하고 싶

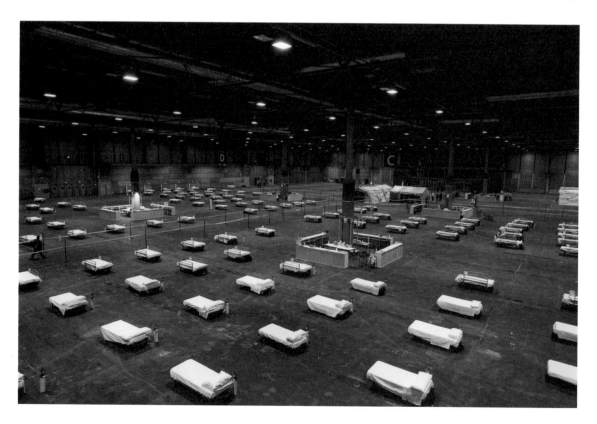

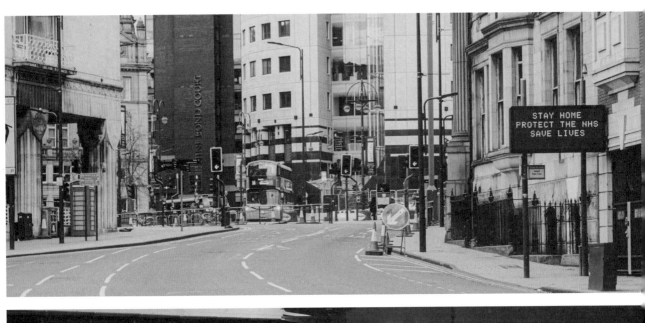

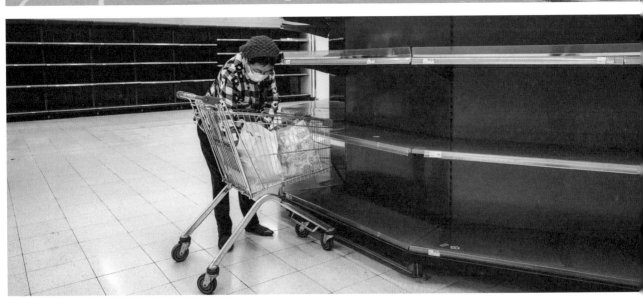

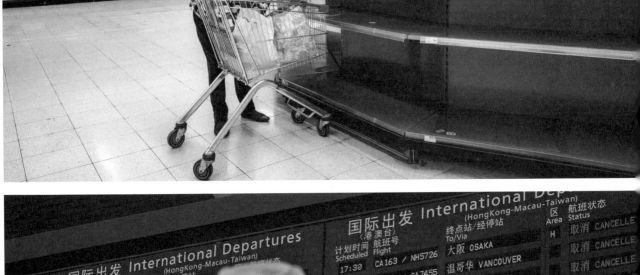

다는 바람을 소셜미디어에 올렸으나 2월에 사망했다.

그의 부모 모두 코로나바이러스에 감염되었지만 회복되었다. 병에 걸린 직후 리원량은 아들과 임신한 아내가 감염되지 않도록 호텔에 머물렀다. 베이징대학교 교수는 그에 관해 다음과 같이 말했다.

이 새로운 감염병과의 싸움에서 희생된 모든 의료진의 안타까운 사망을 애도한다. 특히 리원량은 최전선에서 자신의 젊은 목숨을 헌신하여 감염병과 싸웠으며, 대중에게 감염병의 위험을 알렸다. 환자에 대한 그의 헌신은 우리에게 깊은 울림을 주며, 우리는 사망자들의 죽음이 헛되지 않도록 바이러스와 싸워 최종 승리를 이룰 것이다.

존스홉킨스대학의 교수는 리원량의 업적에 대하여 다음과 같이 말했다.

치명적인 새로운 질병이 발생했을 때 가장 중요한 것은 의료진이 이를 인식하고 경고를 울리는 것이다. 상황이 좋을 때에도 그러한 일을 하는 것은 지성과 용기가 필요하다. 의사 리원량은 자신의 지역 사회와 세상을 위해 옳고 용감한 결단을 내렸다. 모든 의료진은 이를 기억해야 하며, 그가 마주했던 것과 같은 중대한 순간에 맞닥뜨리게 되면 똑같은 결정을 내려야 한다.

교훈

코로나바이러스는 세상 어딘가에 팬데믹으로 변할 수 있는 질병이 항상 존재한다는 것과 미생물 게놈의 우연한 돌연변이나 박쥐, 조류 등 병원소reservoir species와의 접촉만으로도 새로운 팬데믹이 발생할 수 있다는 것을 우리에게 시의적절하게 상기시켜주었다. 팬데믹을 예방하는 중요한 방법 중 한 가지는 살아 있는 야생동물 거래 시장 등 전파가 이루어질 수 있는 장소를 감소시키고, 가능한 한 빨리 새로운 감염을 탐지하는 것이다.

옆 페이지, 위에서부터: 코로나19 팬데믹 발생 후 영국 리즈의 텅 빈 거리. 사람들이 사회적 거리두기를 진지하게 실천하고 있음을 알 수 있다. | 코로나 19 발생 직후 홍콩의 빈 슈퍼마켓 진열대. 마스크를 착용한 쇼핑객이 장을 보고 있다. | 코로나19 발생 후 상하이 국제공항, 보호 장비를 착용한 작업자가 공항 전광판을 바라보고 있다.

아래: 2020 년 2월 중국 우한, 의료진이 증상이 있는 환자의 체온을 측정하고 있다.

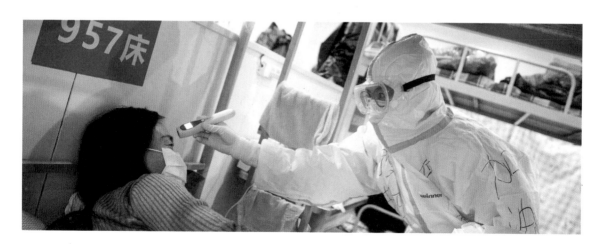

33

감염병:
우리가 나아갈 길

철학자 조지 산타야나 George Santayana(1863~1952)는 "**과거의 일을 기억하지 못하는 자들은 과거의 일을 반복하고야 만다**"라고 말했다. 이를 통해 '역사를 아는 사람은 같은 실수를 반복하지 않을 수 있음'을 추론할 수 있다. 감염병의 역사를 살펴봄으로써 개인, 가족, 지역사회, 국가, 전 인류가 나아갈 방향에 대한 교훈을 얻을 수 있다.

좁아지는 세상

첫 번째 교훈은 이 세상 자체의 크기에 관한 것이다. 지구는 여전히 거대한 행성이지만, 어떤 면에서는 빠르게 줄어들고 있다. 한 예로, 1900년 인구는 약 16억 명에 불과했다. 하지만 오늘날 인구는 급속도로 증가하여 곧 80억 명에 이를 것이며, 60년 후에는 100억 명이 될 것으로 전망된다. 이는 식량과 물 등 자원 문제에 대한 우려를 야기함과 동시에, 인구가 더욱 증가하여 다양한 미생물 전파가 활성화될 수 있음을 뜻한다.

절대적인 인구 증가가 전부는 아니다. 현재 인류 역사상 그 어느 때보다 인구가 많을 뿐 아니라, 고밀도 환경 거주 인구 비율도 증가하고 있다. 유엔은 2007년 처음으로 농촌 인구보다 도시 인구가 많아진 것으로 추정하며, 2050년까지 전체 인구 3분의 2가 도시에 거주하게 되면 인구 밀도가 높아져 감염병 확산이 더욱 촉진될 것으로 전망했다.

여기서 끝이 아니다. 상대적으로 부유한 국가에서는 전체 인구의 무려 80%가 도시에 거주하고 있다. 깨끗하고 부유한 환경이라고 감염병 전파로부터 안전한 것이 아니다. 이러한 도시 인구 중 30%는 빈민가에 살고 있다. 이런 지역은 식수 공급과 위생 상태가 열악하고, 생활 공간

이 협소하며, 주택 내구성이 좋지 않다. 다양한 감염병 확산에 최적의 장소인 것이다.

나비 효과

두 번째 교훈은 이른바 '나비 효과'로 불리는 현상에 관한 것이다. 먼 곳에서 발생한 작은 일이 엄청난 결과를 초래하는 현상을 설명하는 말이다. 기상학에서 처음 도입된 개념으로, 남아메리카의 한 작은 나비의 날갯짓이 몇 주 후 미국에 토네이도를 일으킬 수 있다고 설명하며 사용되었다. 예측이 불가능한 방식으로 움직이는 이중진자double pendulums (한 진자가 다른 진자 끝에 붙어 있음)가 이 현상을 직접적으로 보여준다.

나비 효과는 감염병에 어떻게 적용될 수 있을까? 전 세계적으로 수천만 명이 사망하고 이보다 많은 감염자가 발생한 HIV/에이즈를 예로 들어 생각해보자. 최근 유전자 연구에 따르면 1920년대에 콩고 민주공화국에서 처음으로 HIV 사람 감염 사례가 발생했다. 당시 특정 사냥꾼이 특정 침팬지를 먹고 특정 침팬지의 혈액에

위: 나비를 표현한 모습
옆 페이지: 주요 항공 노선이 표시된 유럽과 북아메리카의 밤하늘

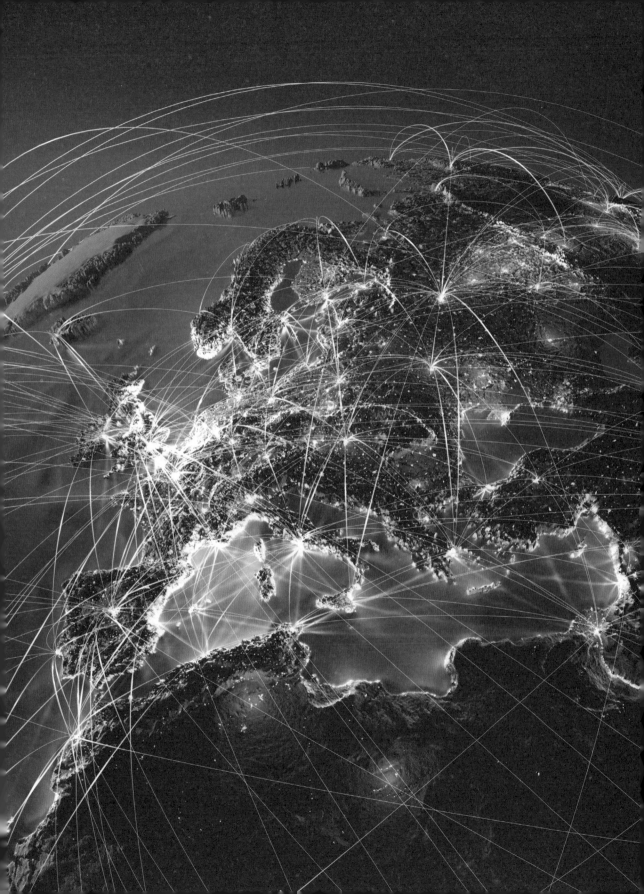

감염되지만 않았다면, 팬데믹으로 번진 HIV/에이즈를 피할 수 있었을지도 모른다.

가장 치명적인 바이러스 질병에 속하는 에볼라출혈열Ebola haemorrhagic fever은 오랜 기간 박쥐에만 존재하다가 유인원이나 원숭이 같은 다른 동물로 전파된 것으로 보인다. 1976년 남수단에서 처음 사람 감염이 확인되었고, 수백 명이 사망했다. 그 이후 수십 건의 에볼라출혈열이 발생했다. 바이러스가 사람에게 옮겨가면 혈액 및 다른 체액 접촉을 통해 전파된다.

최근 발생한 코로나19 팬데믹도 마찬가지다. 아직 확실한 결론이 난 것은 아니지만, 코로나바이러스는 박쥐에서 유래한 것으로 보이며, 중국 후베이성 수도 우한시의 살아 있는 동물이 거래되는 수산물 시장에서 중간 동물 종을 거쳐 인간에게 전파된 듯하다. 이 경우에도 단 한 번의 어떠한 상호작용이 발생하지 않았더라면 수십만 명이 목숨을 잃는 일은 일어나지 않았을지도 모른다.

이 모든 사례는 질병 감시 및 조기 개입의 중요성을 일깨운다. 작은 사건 하나가 광범위하고 막대한 결과를 초래할 수 있으므로, 그러한 사건을 사전에 막고 인과 사슬 초기에 개

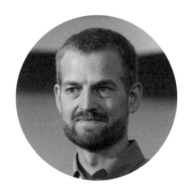

왼쪽: 켄트 브랜틀리 (Kent Brantly), 저자의 제자이자 미국 의사로 라이베리아에서 에볼라 바이러스에 감염되었다. 사진은 치료 후의 모습
아래: 천연두 바이러스 삽화
옆 페이지: 코로나19 팬데믹 발생 후 프랑스에서 사용 중인 호흡기 바이러스 검사 패널

입하는 것이 매우 중요하다. 감염자 수가 상대적으로 적을 때 유행병과 팬데믹을 통제할 수 있기 때문이다. 감염이 확산되면 그로 인한 피해와 그러한 피해에 대응하기 위해 필요한 자원이 기하급수적으로 증가하게 된다.

국경 너머

감염병 대응 역사를 살펴보면서 우리가 얻을 수 있는 세 번째 교훈은 국경이 상대적으로 무의미하다는 점이다. 인간에게 국경은 뚫을 수 없는 벽일 수 있겠지만, 다른 종에게는 의미가 없다. 조류, 박쥐, 원숭이는 자유롭게 국경을 넘나들 수 있

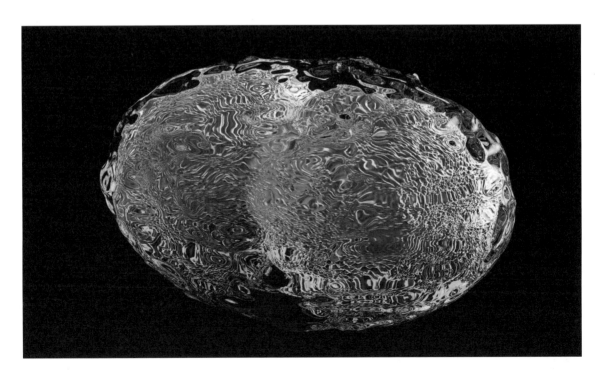

> 인간이 존재하는 한 미생물은 존재할 것이다….
> 우리의 임무는 미생물을 정복하는 것이 아니라,
> 그들과 공존하고 함께 번영하는 법을 배우는 것이다.

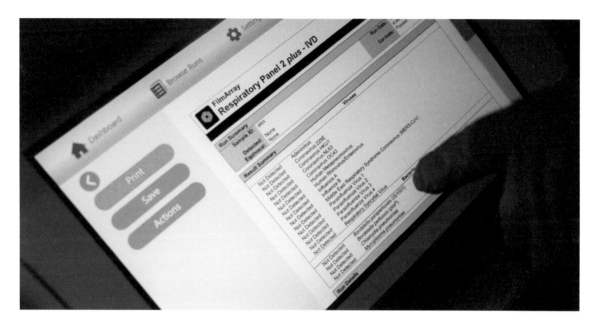

다. 이는 박테리아, 바이러스, 균류, 기생충, 감염병을 일으키는 다른 유기체도 마찬가지다.

아이러니하게도 코로나19 팬데믹에서 우리가 예측할 수 있었던 한 가지는 여러 국가에서 여행 금지가 실시될 것이라는 점이었다. 그러나 정부가 자국민 보호에만 집중하면 세계 '시민'으로서 협력과 결속 기회를 저버리게 될 것이다. 팬데믹과 같은 전 세계적인 난제에 국가주의, 우리와 남을 편 가르는 사고방식으로 대응하는 것은 결국 상황을 악화시키는 결과를 초래하고 말 것이다.

생물학적 공동체

이러한 글로벌 시민의식은 더욱 확장될 수 있고, 그렇게 되어야 한다. 우리는 인간 공동체의 구성원이다. 그리고 모든 동식물, 균류, 원생생물, 박테리아, 고세균, 상상할 수 없을 정도로 다양하고 풍부한 바이러스를 포함한 살아 있는 모든 유기체가 속한 전 세계 생물학적 공동체의 구성원이기도 하다.

어떤 면에서 우리는 서로 경쟁하고 있지만, 다른 면에서는 서로 의존하고 있다.

이렇게 복잡한 생물학적 관계에서 살아남고 번영하려면 우리 스스로를 다른 생명체보다 우세한 존재가 아닌 이웃이자 협력자로 여겨야 한다. 인간이 존재하는 한 미생물은 존재할 것이다. 사실 우리는 미생물 없이는 생존할 수 없다. 인류가 지구에서 사라진다고 해도 미생물은 그 이후로도 오래도록 살아남을 것이다. 따라서 우리가 해야 할 일은 미생물을 정복하는 것이 아니라, 그들과 공존하고 함께 번영하는 법을 배우는 것이다.

참고 문헌

American Museum of Natural History. Epidemic!: The World of Infectious Diseases. New York: The New Press, 1999.

Barry, John. *The Great Influenza: The Story of the Deadliest Pandemic in History*. New York: Penguin Books, 2005.

Bolker, Benjamin and Wayne, Marta. *Infectious Disease: A Very Short Introduction*. New York: Oxford University Press, 2015.

Camus, Albert. *The Plague*. New York: Vintage, 1991.

Defoe, Daniel. A Journal of the Plague Year. New York: Penguin, 2003.

Garrett, Laurie. *The Coming Plague: Newly Emerging Diseases in a World Out of Balance*. New York: Penguin, 1995.

Kasper, Dennis and Fauci, Anthony. *Harrison's Infectious Diseases*, 3rd ed. New York: McGraw-Hill, 2016.

McKeown, Thomas. *The Origins of Human Disease*. New York: Oxford, 1988.

McNeill, William. *Plagues and Peoples*. New York: Norton, 1976.

Oshinsky, David. *Polio: An American Story*. New York: Oxford University Press, 2006.

Rosen, George. *A History of Public Health*. Baltimore: Johns Hopkins Press, 2015.

Saramago, José. *Blindness*. New York: Harcourt, 1998.

감사의 말

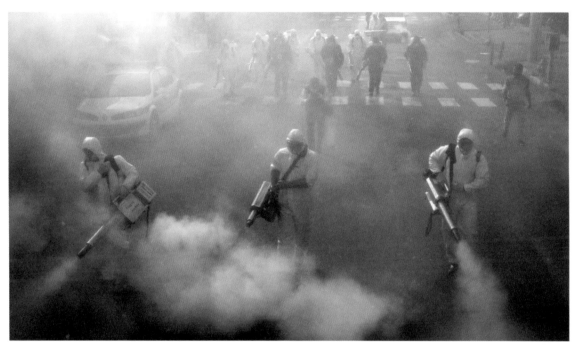

위: 보호 장비를 착용한 이란 소방관들이 코로나19 팬데믹 발생 당시 이란의
수도 테헤란 거리를 소독하는 모습

이 책에 사진을 실을 수 있도록 제공해주신 분들께 감사를 전합니다.

Key: t = top, b = bottom, l = left, r = right & c = centre

Alamy: 7t, 7tr, 8, 25, 26, 28t, 30, 32, 33, 36b, 38, 45, 51, 52, 53, 54b, 55, 56t, 56b, 57, 61, 62, 74, 75b, 76, 78, 79, 81t, 81b, 84t, 85, 95, 96, 103l, 103r, 105, 121tr, 124, 130, 131, 132, 133, 134, 135, 140c, 141c, 146, 148b

Bridgeman Images: 39, 40, 41, 97b

Photo by Dan Burton on Unsplash: 150t

Centers for Disease Control and Prevention: 9, 148t

Getty Images: 19c, 19b, 20, 27, 31, 34, 36t, 44, 46-47, 59t, 59b, 75b, 92, 97t, 99, 106l, 116, 117t, 117b, 119, 120, 121t, 121c, 122, 123, 125t, 125b, 127, 129tr, 129c, 131, 132, 133, 139c, 139b, 140b, 141b, 143tr, 144t, 144c, 145, 149, 150c, 151, 154t, 155, 160

Heart of England NHS Foundation Trust. Attribution 4.0 International (CC BY 4.0): 71b

Library of Congress: 73

National Library of Medicine: 114

National Museum of Health & Medicine: 106b, 107

NIAID: 4, 147b

Public Domain: 28b, 40, 50t, 54t, 81, 84b

Photo by Tedward Quinn on Unsplash: 147t

Science Museum, London. Attribution 4.0 International (CC BY 4.0): 53b, 68

Science Photo Library: 11tl, 11bl, 14, 15t, 15b, 16t, 16c, 17, 21, 86, 112, 154

Shutterstock: 11tr, 63, 75, 106t, 109r, 113, 116b, 118, 143tl, 144b, 152, 153

Wellcome Collection. Attribution 4.0 International (CC BY 4.0): 12, 19t, 24, 27b 35t, 35b, 42-43, 50b, 58, 64t, 64b, 66, 67, 69, 71tl, 71tr, 72, 76c, 87, 88, 89, 90t, 90b, 91, 93, 98, 100, 101, 128, 129tl

Cover photograph: nobeastsofierce/Shutterstock

각 사진의 출처 및 저작권 소유자에게 올바르게 인정하고 연락하기 위해 모든 노력을 기울였습니다. 의도하지 않은 오류나 누락에 대해 사과드리며, 이는 본 책의 향후 판에서 수정될 예정입니다.